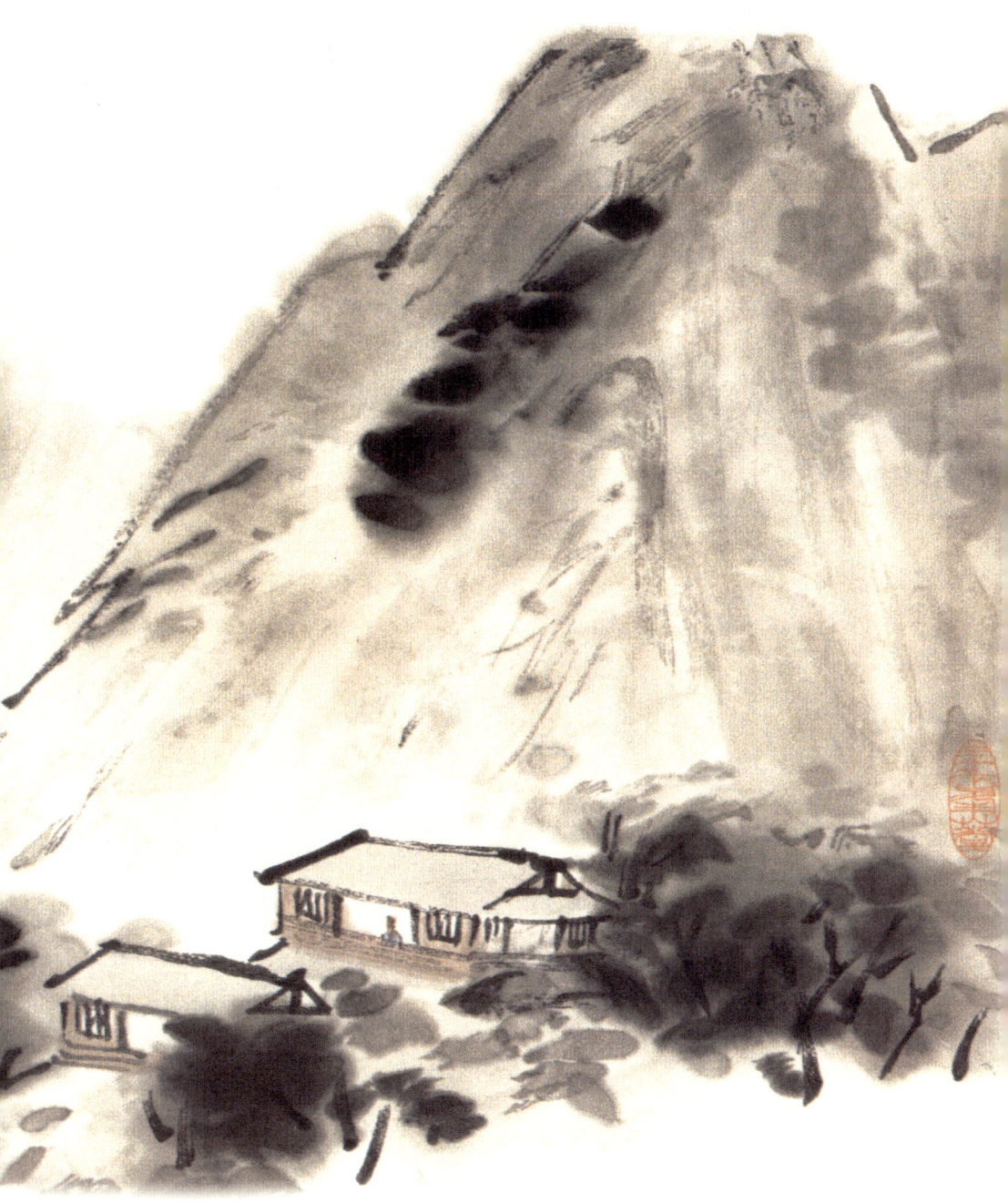

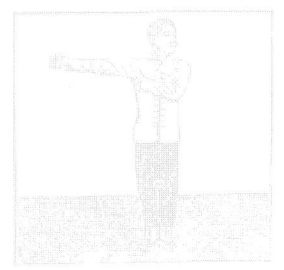

精武門의 기본공
정무문

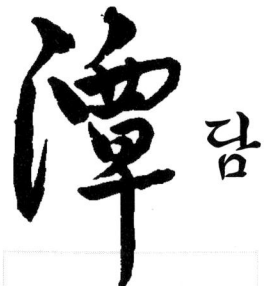

潭 담

부록
十路彈腿
십로탄퇴

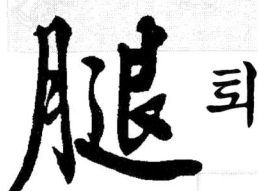

腿 퇴

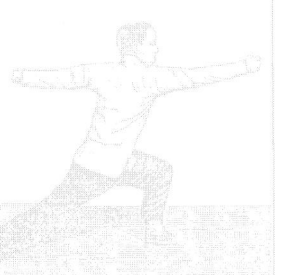

조연화(趙連和) 저
김태덕(金太德) 역

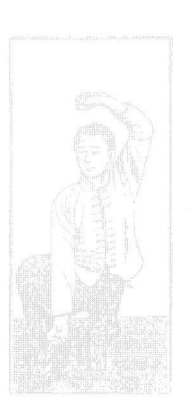

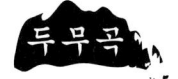
두무곡

오서(吳序)

선진(先秦)시대에는 궁술(弓術)과 마술(馬術) 그리고 글공부와 방술(方術 : 신선이나 도사의 기술 혹은 학문이나 예술의 기교) 모두 중시하였다. 한위(漢魏)시대의 서적에, 사람의 성질과 행실을 형용하여도 역시 독서를 언제나 말하였고, 곧 격검(擊劍)을 같이 말하였다. 혹은 말하기를, 글을 배움이 시원찮으면 검술을 배움도 시원찮다고 하였다. 궁술(弓術)이거나 마술(馬術)이거나 혹은 격검(擊劍)이거나, 각 시기의 풍조에 따랐으나, 사실은 모두 바로 체백(體魄 : 신체와 정신)을 단련하는 수양술(修養術)의 일종이다. 지식(智識 : 知識)은 지극히 깊고 정밀함을 추구하고, 성정(性情)은 지극히 아름답고 선량함을 추구하며, 체백(體魄 : 心身)은 지극히 강력함을 추구하니, 지덕체(智德體) 세 요소의 교육은 신식교육가들이 대체로 말하였고, 세계에서 개명(開明)한 인류를 살펴보면, 모두 균등하게 교육한다. 그러나 우리들은 송(宋) 원(元) 이래의 나약한 습관에 얽매여서, 명목상으로만 먼저 덕(德)을 숭상한다고 알려졌으며, 지(智)는 그 다음이고, 더구나 체(體)는 말할 것도 없다. 신체와 정신이 허약해지면, 지식이 조잡해질 뿐만 아니라, 도덕도 결국 소홀하지 않을 수 없다. 설령 근래 20년 사이에, 대부분의 사람들 모두 그 잘못을 간절히 깨달아, 학교에서 체육과목을 증설하였을지라도, 마치 장식품에 불과하게 여겨서 여전히 배척하고, 궁술(弓術)·마술(馬術)·격검(擊劍)과 더불어 똑같이 심신의 수양술(修養術)인 권술과 같은 것을 세간의 하찮은 놀음으로 생각하니, 꽉 막힌 사고방식이 습관이 되어서 없애기가 어렵다. 그러나 정무체육회(精武體育會)는 아침 해를 향하여 우는 봉황새로서, 강습회의 형식으로 심신수양술 전문학교의 기초를 충실하게 세우고, 그 간행한 기격(技擊)서적들은 바로 심신수양술의 교재이다. 봄 무렵에 진철생(陳鐵生)선생이 이미 경항(敬恒)에게 서문을 지으라고 서신으로 당부하였는데, 오늘날 연균도(連均度))선생이 거듭 명하였다. 나는 몹시 부끄럽게도 오랫동안 나약한 생각을 가진 사람이어서, 심신이 미비하고, 지식이나 도덕도 그럴듯한 것이 아무것도 없는지라, 그 서적들을 읽어도 잘 알지 못하여, 곧 내 뜻을 잘못 제시하니, 이에 진상을 알리고 해명한다.

민국(民國) 7년 7월 무진(武進) 오경항(吳敬恒)

주서(注序)

　　오늘날의 보수적인 사람들은 고유한 문화를 보존하자고 즐겨 말하고, 새것을 추구하는 사람들은 대부분 이를 그르다고 여기나, 나는 다만 그것이 정수(精粹)인지 여부를 응당 물어야 한다고 생각한다. 만약 그것이 정수(精粹)라면, 어찌 단지 보존만 해야겠는가! 더욱이 널리 퍼뜨려 더 빛나고 성대하게 해야 한다. 이 세계 중에서 그 나라의 정수(精粹)를 아는 사람은, 그 나라의 사람과 같을 자가 없으니, 그것이 정수(精粹)임을 알고 널리 퍼뜨려 더욱 성대히 빛내어야 한다. 이것은 인류가 과거에 대한 책임 때문이 아니라, 장래에 대한 책임으로 더욱이 그러해야 한다. 만약 보존하자고 단지 말만 할 뿐이라면, 그것은 귀중한 골동품을 박물관에 팽개쳐 두자는 뜻일 뿐이니, 이것이 어찌 나라의 정수(精粹)를 대하는 도리이겠는가. 기격(技擊)이란 것은, 국가적인 정수(精粹)의 일종인데, 누군가 말하기를 화기(火器)가 성행하니 기격(技擊)은 폐기하여도 되고, 그러므로 보존할 필요가 없다고 앞장서 말하나, 이 말은 배와 수레가 성행하니 도보(徒步)를 폐지해도 된다는 말과 다름이 없어, 그 사리에 맞지 않음은 말할 필요가 없다. 그런데 보존하자고 단지 말만 할 뿐이지만, 기격(技擊)이란 것은 원래 골동품처럼 받들어서 박물관에 둘 수가 없으니, 도대체 무엇을 가지고 보존할지 나는 정말 모르겠다. 훌륭하게도 정무체육회(精武體育會)의 여러 군자들께서 그리하여 기격술(技擊術)을 골라 뽑아 발전시켜 빛내어 성대하게 하는 것은, 멀리 내다볼 줄 알고 그 요점을 파악할 줄 아는 것이다. 이전에 기격술은 비밀히 전하였으나, 정무체육회의 여러 군자들은 이를 바꾸어 공개한다. 이전에 기격술의 전수는 몰래 주고받을 뿐이었으나, 정무체육회의 여러 군자들은 이를 바꾸어 널리 보급한다. 그러므로 이전에는 조리 없이 흐리멍덩하게 여기며, 오랜 세월 동안 따져 물을 수 없었던 것이, 오늘날 그 질서정연하게 조리가 있음을 알고, 순서를 좇아 실현할 수 있다. 이전에는 어색하고 부자연스럽게 여겨서, 작게는 지체(肢體)를 해치고, 크게는 생명을 해친다고 여긴 것이, 오늘날에는 그 생리(生理)에 적합하고, 해로움이 없을 뿐만 아니라 더욱이 이로움이 있음을 안다. 이러하기 때문에 방술(方術)은 연구함으로써 점점 더 정통하고, 널리 퍼뜨리는 것은 크게 넓힘으로써 점점 더 확대된다. 근래에 정무체육회의 여러 군자들이, 공개하여 널리 보급하려는 그 뜻에 의거하여서, 그 알맞은 것을 모아 책을 저술하니, 마음에 느낀 바가 있다. 이전에 책을 쓴 사람들은, 황당하고 신기한 말이 아니면 곧 포악한 말만 하여서, 기격(技擊)의 오묘한 뜻을 표현하거나 그 정화(精華)를 드러내어 밝히기에 부족하였다. 내가 알기로 이 책을 출판함은, 더욱 확대하여 발전시킴에 도움이 되도록 쓰려는 것임은 원래 의심할 바 없다. 그러나 내가 여전히 말하려는 것은, 서양 사람들이 항상 하는 말에, 중국민족은 평화의 민족이라 하며, 이 말을 중국 사람들이 즐겨 말하나, 그러나 국내의 쇠락한 상황을 돌이켜 보면, 곧 또한 수치스러운 말이다. 대저 평화를 말한 바에는, 즉 평등하지 않으면 반드시 화합하지 않음을 알 수 있고, 평화라고 말하는 것은, 평등한 지위에 처하며, 서로의 사업을 하고, 박애(博愛)로부터 대동(大同)으로 나아감을 말한다. 그러므로 눈앞의 편안함만 탐내어 그럭저럭 살아가는 사람은, 평화를 말할 자격이 없고, 굴복하여 참기만 하는 사람은, 더욱 평화를 말할 자격이 없다. 이것을 이해하면 곧 중국민족의 정신을 알 수 있다. 그 근골(筋骨)을 강화하고, 그 능력을 증식하며, 이로써 그 도의(道義)상의 주장을 관철하고, 우월하려 하지 않으며, 또한 허약하지도 않고, 세계에 우뚝 서서, 늠름하여 침범할 수 없으나, 진실하여 친근할 수 있다면, 이 또한 정무체육회의 여러 군자들이 국민들에게 바라는 바이니, 감히 이로써 서문을 삼는다.

진서(陳序)

중국의 유술(柔術)은 예로부터 있었고, 사람들은 유술(柔術)이 몸을 건강하게 하는 도(道)임을 안다. 시대가 근대에 이르자, 유술(柔術)이 한 파(派)에 그치지 않고, 파(派) 마다 각기 그 시작단계가 있으니, 북파(北派)는 곧 담퇴(潭腿)라 부르고, 월파(粵派)는 곧 참장(站莊)이라 부르고, 강절파(江浙派)는 곧 탄수(彈手)라 부른다. 지금 잠시 모두 언급하지 않고 담퇴(潭腿)만 논하자면, 담퇴(潭腿)의 공용(功用)은 세 가지가 있으니, 권로(拳路)가 간단하고 쉬워서 처음 배우는 사람들이 시작하기 가장 편하고, 자세가 정확하여 연습 시에 정신이 한층 더 분발됨을 나타내고, 수법이 민첩하고 원활하여 막아내며 겨루기가 서투를 염려가 없다. 이 뿐만 아니라, 힘이 약한 사람은 편의상 유연(柔軟) 체조로 삼아서 오래 하면 자연히 강건해지고, 그 신체와 정신력이 강한 사람은 나날이 정진하면 장래에 국가의 간성(干城)이 될 것이니, 남녀노소를 막론하고 다만 뜻을 세우기만 하면, 모두 효과를 볼 것이다. 소생은 유술(柔術)에 심취하여서, 종사하여 연습한지 이미 10년이 되었는데, 지금까지 하루도 손을 놓은 적이 없다. 국민들께 당부하니, 아무쪼록 케케묵은 사고방식으로 강호의 하찮은 기예로만 여겨 소홀히 하지는 말아 주십시오.

민국 7년 영남(嶺南)의 진공철(陳公喆)이 서(序)하다.

요서(姚序)

　예문지(藝文志)에 수박(手搏) 6편이 실려 있고, 월절서(越絶書)는 월(越) 나라의 처녀가 맨손으로 예리한 칼날 속으로 뛰어드는 무공을 지녔다고 말하니, 중국의 무술은 그 유래가 오래되었다. 옛 서적은 없어지고, 이 도(道)는 결국 어두워지니, 책을 읽다가 여기에 이르면, 그 술(術)이 전하지 않음을 곧 애석해 하였다. 선사(先師) 곽원갑(霍元甲) 선생이 상해(上海)에서 정무회(精武會)를 창립하여, 곧 담퇴(潭腿)를 가르치니, 함께 배운 사람들이 오늘날과 같은 체능을 가진 것은, 담퇴(潭腿)의 공(功)임은 모두가 같다. 9년 동안 여러 과정을 거쳐 주고받아서, 그 수는 이미 만 명이 넘었고, 무술이 눈부시게 흥성하니, 무엇이 이 보다 더 기쁘겠는가. 그런데 후세에 오래도록 멀리 전하려면, 반드시 책으로 편찬해 내어서, 친히 전수하는 수고를 덜 뿐만 아니라, 배우고 싶어도 방도가 없는 폐단을 면한다. 그러한 즉 진(陳) 선생의 이 책은 그 관계가 얕지 않다. 그래서 글을 지었다.

　　　　　　　　　　　민국 7년 봄 고오(古吳) 요섬백(姚蟾伯)

목 차

오서(吳序) / 3
주서(注序) / 5
진서(陳序) / 7
요서(姚序) / 8

제1로 ……………………………………………………… 11
제2로 ……………………………………………………… 20
제3로 ……………………………………………………… 24
제4로 ……………………………………………………… 29
제5로 ……………………………………………………… 37
제6로 ……………………………………………………… 41
제7로 ……………………………………………………… 46
제8로 ……………………………………………………… 51
제9로 ……………………………………………………… 61
제10로 …………………………………………………… 66
제11로 …………………………………………………… 74
제12로 …………………………………………………… 79

부록 십로탄퇴(十路彈腿) ······ 97

기본동작 ······ 99
십로탄퇴(十路彈腿) 투로 동작 ······ 104
제1로 충소퇴(衝掃腿) ······ 106
제2로 척타퇴(踢打腿) ······ 110
제3로 륜비퇴(掄臂腿) ······ 113
제4로 탱활퇴(撐滑腿) ······ 120
제5로 가타퇴(架打腿) ······ 127
제6로 요격퇴(撩擊腿) ······ 131
제7로 잡격퇴(砸擊腿) ······ 137
제8로 전환퇴(轉環腿) ······ 142
제9로 가척퇴(架踢腿) ······ 149
제10로 전탄퇴(箭彈腿) ······ 155
수세(收勢) ······ 161
노선시의도(路線示意圖) ······ 163

역자후기 ······ 164

제 1 로

1. 입정식(立正式) 동작

신수(身首 : 몸체와 머리)

몸이 똑바로 서고, 남(南)쪽 방향으로 향하며, 얼굴은 동남(東南)쪽으로 향하고, 눈은 동(東)쪽 방향으로 향한다.

우수(右手)

어깨를 평평하게 하며 주먹을 쥐고, 서(西)쪽 방향으로 향하여 곧게 펴서, 장심(掌心 : 拳心)이 남(南)쪽으로 향한다.

좌수(左手)

팔뚝을 끌어당겨 팔꿈치가 직각을 이루며, 흉부에 가로놓고, 장(掌)을 세워, 네 손가락은 나란히 세우고, 엄지는 아래로 구부려, 장(掌) 가운데에 위치하며, 장(掌)을 끌어당겨 오른쪽 어깨에 붙이고, 장심(掌心)이 서(西)쪽으로 향한다.

족(足)

양 다리는 곧게 펴고, 무릎은 접근한다.

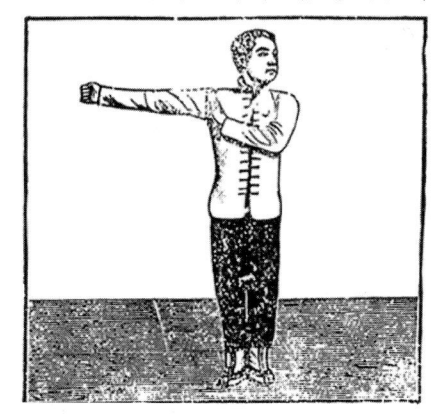

(그림 1)
제1로 제1식 입정(立正)

(주의)

주먹을 쥐는 방법은, 네 손가락을 가지런히 모아서, 안으로 말아 주먹이 되며, 엄지는 아래로 구부려 네 손가락 위에 붙여 둔다.

기격(技擊) 방법은, 반드시 손·발·몸·보(步)가 협동하여 동작하고, 먼저 하거나 나중에 해서는 안 된다.

설명의 편의를 위하여 나누어서 말하지만, 아무쪼록 그 말로 인하여 뜻을 해치지 말아야 한다.

방향을 가리키기 편리하도록 그림의 정면을 남(南)으로 지정하고, 배면은 북(北)이며, 좌(左)는 동(東)이고, 우(右)는 서(西)이다.

2. 충추궁전보(衝搥弓箭步) 동작

{궁전보(弓箭步)는 궁식(弓式)이라 약칭한다}

신수(身首)

몸이 아래로 웅크려 앉고, 비스듬히 동남(東南)쪽으로 향하며, 머리는 동(東)쪽으로 향한다.

좌수(左手)

주먹을 쥐어서, 좌측(左側)으로 향하여 수평으로 나가며, 정동(正東)쪽으로 돌진하여 가격하고, 양 어깨는 수평이 되며, 장심(掌心)이 남(南)쪽으로 향하고, 호구(虎口)는 하늘로 향한다.

좌족(左足)

동시에 동(東)쪽으로 향하여 1보를 벌리고, 무릎을 굽혀 직각형(直角形)이 되며, 발가락은 동(東)쪽으로 향하나, 약간 남(南)쪽으로 치우친다. 이것을 전궁족(前弓足)이라 부른다.

우족(右足)

비스듬히 지탱하여 곧게 펴고, 무릎은 굽히지 않으며, 발가락은 동남(東南)쪽으로 향한다. 이것을 후전족(後箭足)이라 부른다.

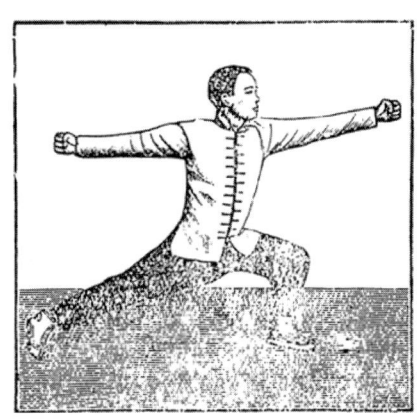

(그림 2)
제1로 제2식 충추궁전보(衝搥弓箭步)

(주의)

우권(右拳)에 대해 설명하지 않는 것은, 우권(右拳)이 앞의 권식과 같아서 바뀌지 않기 때문이다. 나머지 다른 경우에도 이와 같다.

궁식(弓式)의 궁족(弓足)은 정 직각형이 되어서는 안 되고, 다만 내려다보아서(머리는 응당 똑바르다) 신발 끝을 볼 수 있는 정도를 한도로 한다. 그렇지 않아 몸이 너무 낮게 웅크려 앉으면, 지탱하는 힘이 없어진다.

전족(箭足)의 발가락은 응당 비스듬한 각도로 향하여야 하며, 그러한 즉 비록 적에게 짓밟혀도 단지 무릎을 굽혀 땅에 꿇을 뿐이나, 만약 가로놓으면 곧 발이 부러지므로 조심해야 한다.

처음 배울 때 전족(箭足)의 발꿈치는 발바닥의 가장자리와 더불어 땅에서 떨어지기 특히 쉬우므로 응당 주의해야 한다.

3. 기마식(騎馬式) 동작

신(身)
돌려서 정남(正南)쪽으로 향한다.

좌권(左拳)
팔뚝을 끌어당겨 안으로 구부려 팔과 수평이 되고, 권(拳)은 왼쪽 어깨 밖에 위치하며, 높이는 어깨와 수평이고, 장심(掌心)이 아래로 향한다.(팔뚝을 끌어당겨 안으로 굽히는 동작은 반드시 힘을 들인다)

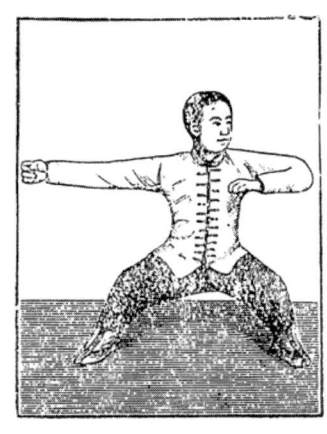

(그림 3)
제1로 제3식 기마(騎馬)

양족(兩足)
함께 발가락을 돌려서 정남(正南)쪽으로 향한다. 양 발꿈치는 원래 위치에서 떠나지 않는다.

(주의)
기마식(騎馬式)은 양 발의 발가락이 곧바로 향하고, 가로로 벌어진 거리는 약 2척 가량이며(수련자의 체격에 따라서 증감한다), 양 무릎은 안으로 향하여 약간 "모으고(攏)", 몸은 아래로 웅크려 앉는다.(웅크려 앉는 정도는, 머리를 똑바르게 하고 시선을 아래로 내려서, 신발 끝을 볼 수 있는 정도를 한도로 삼으며, 너무 낮으면 안 된다.) 가슴은 앞으로 펴고, 둔부는 뒤로 나가며, 머리는 똑바르게 꼿꼿이 한다.

4. 요권(撩拳) 동작

좌권(左拳)

먼저 가슴 앞에서 여전히 팔꿈치를 굽힌 채 아래로 가라앉히고(장심은 잠시 여전히 안으로 향한다), 다시 앞쪽 아래 방향으로 향하여 굽혀서 왼쪽 무릎을 지나 밖으로 가며(이때 이미 손을 곧게 내뻗는다), 신(身)과 보(步)가 움직일 때를 이용하여서 비스듬히 위로 가로지게 돌리며 뒤쪽으로 향하고, 어깨와 수평이 되며 서(西)쪽으로 가리키고, 장심(掌心)이 북(北)쪽으로 향한다.

우권(右拳)

앞 권식 기마식(騎馬式)의 오른손은 본래 서(西)쪽으로 향하여 곧게 내뻗어서, 장심(掌心)이 남(南)쪽으로 향하였는데, 여기서는 먼저 권(拳)을 약간 돌려서 장심(掌心)이 몸 뒤쪽의 북(北)쪽 방향으로 향하게 하여, 호구(虎口)가 땅으로 향하고{주먹을 쥘 때 엄지와 식지가 반드시 하나의 권(圈)을 이루며, 이것을 호구(虎口)라 부르고, 혹은 안아(眼兒)라 부르거나, 혹은 권안(拳眼)이라 부른다}, 그러한 후에 권(拳)을 아래로 가라앉혀서(대략 오른쪽 무릎에 이른다), 오른쪽 무릎을 지나 가로지며 왼쪽 무릎 밖을 지나고{장심(掌心)은 여전히 북(北)쪽으로 향하며, 호구(虎口)는 앞쪽으로 향한다}, 정동(正東)쪽으로 걸어 올려서 어깨와 같은 높이에 이른다.

좌족(左足)

발가락이 동(東)쪽으로 향하여 이동하고, 전궁(前弓)이 된다.

우족(右足)

발가락을 동남(東南)쪽으로 향하여 돌리고, 비스듬히 지탱하여 후전(後箭)이 된다.{이 발은 남(南)쪽 방향으로 약간 이동하여서 몸을 움직이기 쉽도록 해야 한다}

신(身)

손발이 움직이는 기세(氣勢)에 따라서, 앞 권식의 원래 위치에서 동북(東北)쪽으로 향하여 돌아 움직인다.

(주의)

좌권(左拳)이 팔꿈치를 굽힌 자세로 왼쪽 무릎을 지나는 동작은, 상대방이 발로 나를 차면 권(拳)으로 부딪쳐 제거하며, 우권(右拳)은 기회를 타서 상대방의 샅을 취하거나 아래턱 부위에 이른다. 이 권식은 양 손발이 반드시 동시에 동작한다.

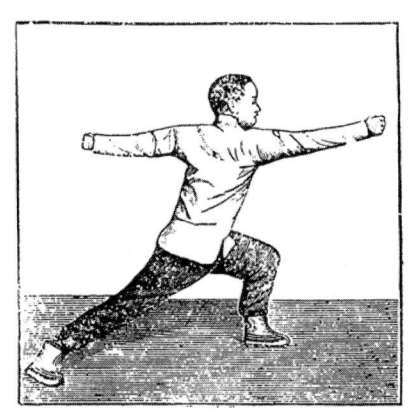

(그림 4)
제1로 제4식 요권(撩拳)

5. 뢰권(擂拳) 동작

우권(右拳)

팔꿈치를 가라앉히며, 옆구리로 약간 움츠러들면서, 하나의 작은 동그라미를 이루고, 팔뚝 전체가 아래로 "누른다(壓)".{상대방이 권(拳)으로 눈앞에서 나를 공격한다고 생각하여서, 하나의 작은 동그라미를 이루는 것이며, 상대방의 손아래로부터 팔뚝을 돌리며 들어가서 누르며 공격하고, 상대방의 공세를 제거하면서 타격하는 의도이다. 그러나 작은 동그라미를 이룰 때, 오른쪽 팔꿈치가 뒤로 나오게 해서는 안되며, 이 지점에서 시작하였으면, 역시 이 지점에서 끝내고, 누르며 공격한 후, 오른팔 팔꿈치는 오른쪽 옆구리 조금 앞에서 견고히 한다.}

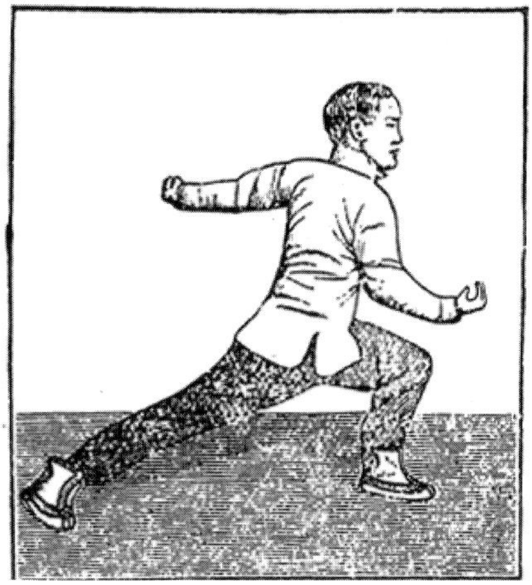

(그림 5)
제1로 제5식 뢰권(擂拳)

6. 촌퇴(寸腿) 동작

좌족(左足)
먼저 좌궁족(左弓足)을 굳건하게 앉는다.

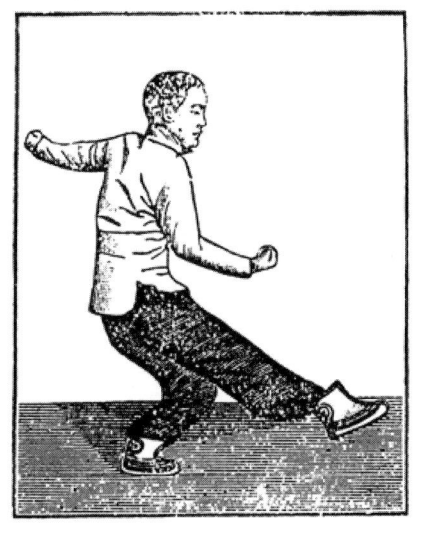

우족(右足)
우전족(右箭足)을 들어올려서, 앞쪽으로 향하여 힘을 들여 다리를 내뻗어 차 나가자마자(그림과 같다), 곧 땅에 닿는다.

(주의)
오른발이 땅에 닿은 후, 곧 오른발이 전궁(前弓)으로 바뀌며, 왼발은 후전(後箭)이 된다.

(그림 6)
제1로 제6식 촌퇴(寸腿)

7. 충추궁전보(衝搥弓箭步) 동작

우권(右拳)

앞 권식을 끝내면 이미 궁전보(弓箭步)가 되고, 즉시 우권(右拳)을 동(東)쪽으로 향하여 어깨와 같은 높이로 곧게 뻗어 "돌진하여(衝)" 나간다.

(주의)

이것은 바로 제2식의 동작이나, 다만 제2식은 남(南)쪽으로 향하고, 좌권(左拳)을 곧바로 돌진한다. 이 권식은 바뀌어서 북(北)쪽으로 향하며, 우권(右拳)을 곧바로 돌진한다. 이후에 제8식은 기마(騎馬)이고, 제9식은 요권(撩拳)이고, 제10식은 뢰권(擂拳)이고, 제11식은 촌퇴(寸腿)이며, 즉 3·4·5·6식의 좌(左)를 우(右)로 바꾸고, 남(南)을 북(北)으로 바꾼다.

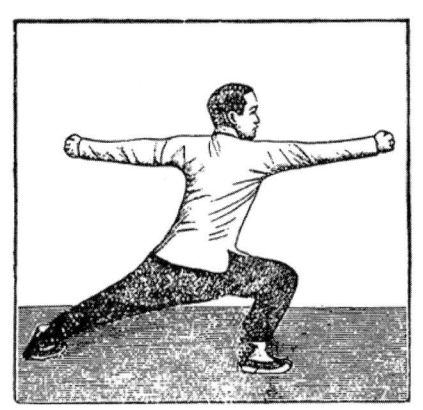

(그림 7)
제1로 제7식 충추궁전보

제12식은 충추(衝搥)이고, 제13식은 기마(騎馬)이고, 제14식은 요권(撩拳)이고, 제15식은 뢰권(擂拳)이고, 제16식은 촌퇴(寸腿)이고, 제17식은 충추(衝搥)이며, 즉 2부터 7까지의 원래 권식이다.

8. 입정(立正) 동작

쌍족(雙足)

왼발이 오른발 옆으로 이동하여 제1식의 입정(入正)과 같다. 양 무릎은 접근한다.

신수(身首)

북(北)쪽으로 향한다.

좌수(左手)

먼저 권(拳)을 펴고, 왼손을 왼쪽 방향에서 높이 들어올리며, 얼굴 앞을 지나 가로지며 오른쪽 어깨 밖에 이르도록 내린다. 즉 좌장(左掌)이 오른쪽 어깨 밖에 위치하며, 장심(掌心)이 동(東)쪽으로 향한다.

우권(右拳)

좌장(左掌)이 장차 아래로 내려와 오른쪽 어깨에 막 접근하려고 할 때, 우권(右拳)을 먼저 오른쪽 겨드랑이 아래로 끌어당겨 오고, 그러한 후에 다시 동(東)쪽 방향으로 향하여 어깨와 같은 높이로 타격하여 나가서, 장심(掌心)이 북(北)쪽으로 향한다.

(주의)

이 권식은 또한 의도하는 바가 있는데, 진공철(陳公哲)이 말하기를 이것은 바로 공력권(工力拳) 중의 정화(精華)이며, 소위 삼환토월(三環吐月) 권식의 간소화된 방법이라 운운하였는데, 정녕 거짓말이 아니다.

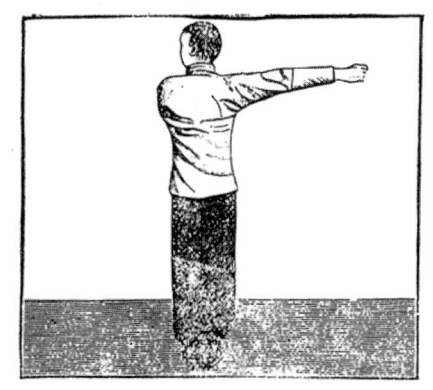

(그림 8)
제1로 제8식 입정(立正)

제 2 로

1. 와두권(窩肚拳) 동작

우권(右拳)

자연스럽게 위로 올라가며, 반원(半圓)을 이루고, 얼굴 앞을 지나 왼쪽 어깨 밖에 이르며 아래로 내려가서, 팔꿈치를 구부리고 팔뚝을 가라앉히며, 힘을 들여 권(拳)을 끌어당겨 오른쪽 옆구리에 위치한다.(장심이 위로 향하고, 팔꿈치는 약간 뒤로 나간다)

좌장(左掌)

주먹을 쥐며, 먼저 장심(掌心)이 위로 향하도록 돌리고, 오른손이 내려와 가슴 앞에 이르기를 기다려서, 양 손이 대략 교차하는 형태가 될 때{이때 양 장심 모두 안으로 향하고, 우권(右拳)이 밖에 있고, 좌권(左拳)이 안에 있다}, 왼팔을 신속히 끌어당겨서, 팔꿈치를 돌이켜 아래로 가라앉히고, 팔꿈치를 왼쪽 옆구리에 붙여서, 좌권(左拳)과 팔뚝은 힘을 다하여 뒤집어 펴며, 반드시 장심(掌心)이 서(西)쪽 방향으로 똑바로 향하도록 하고, 엄지가 땅으로 향하며, 그러한 후에 비스듬히 위로 뒤집으며 쳐들어 올리는 형세를 취하여, 정서(正西)쪽으로 "내던져(抛)" 타격하여서, 어깨와 같은 높이에 이르러 멈추고, 동작이 완성되는 지점에 도달할 때, 장심(掌心)이 땅으로 향하며, 호구(虎口)는 북(北)쪽으로 향한다.

양족(兩足)

왼발이 1보를 평평하게 벌려 기마식(騎馬式)이 된다.

(주의)

이 권식의 양 손이 힘을 들이는 동작은, 활시위를 당기는 동작과 유사하다. 우권(右拳)은 활시위를 당기는 뒤쪽 손과 같아서, 힘을 다하여 팔꿈치를 가라앉히며 뒤로 끌어당기고, 좌권(左拳)은

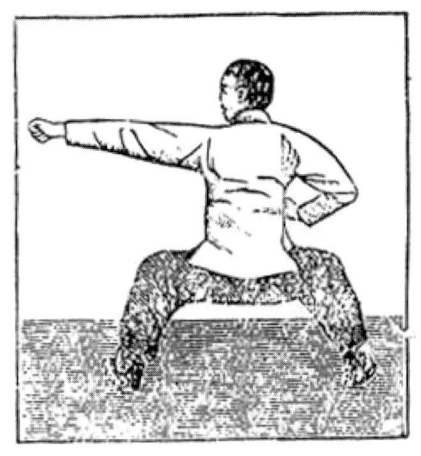

(그림 9)
제2로 제9식 와두권(窩肚拳)

활줌통을 잡은 앞쪽 손과 같아서, 힘을 다하여 앞으로 밀어낸다. 다른 점은, 활을 당기는 앞쪽 손은 곧바로 미는 힘을 사용하나, 이것은 뒤집으며 쳐들어 올려 내던져 공격하는 힘을 사용한다.

2. 요보권(腰步拳) 동작

좌권(左拳)

권(拳)을 돌려서, 장심(掌心)이 하늘로 향하고, 팔꿈치를 가라앉히며 힘을 들여 끌어당겨 와서, 왼쪽 옆구리에 위치한다.

우권(右拳)

권(拳)을 돌리며, 몸과 보(步)가 움직이는 기세에 따라서, 어깨와 같은 높이로 정서(正西)쪽으로 곧바로 타격하고, {이처

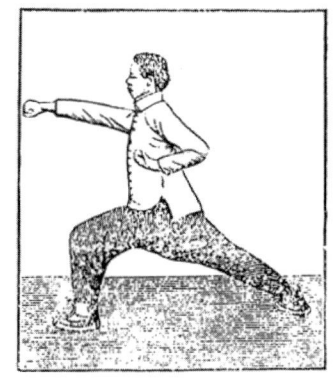

(그림 10)
제2로 제10식 요보권(腰步拳)

럼 권(拳)을 돌리며 곧바로 타격하는 방법은, 나사못이 나무에 파고드는 것과 유사하며, 반드시 회전하는 기세를 타서 타격하여 나가야만 비로소 순조롭게 경(勁)을 얻는다} 타격하여 동작이 완성되는 지점에 이르면, 장심(掌心)이 땅으로 향하며, 호구(虎口)는 남(南)쪽으로 향한다.

양족(兩足)
본래의 자리에서 자세를 돌려서 좌전궁식(左前弓式)이 된다.

신수(身首)
정서(正西)쪽으로 향하여 돌린다.

3. 십자요음퇴(十字撩陰腿) 동작

좌권(左拳)
앞 권식 요보권(腰步拳)의 우권(右拳)의 수법을 사용하여서, 권(拳)을 돌리며 어깨와 같은 높이로 정서(正西)쪽으로 곧바로 타격한다.

우권(右拳)
힘을 들여 끌어당겨 와서 오른쪽 옆구리에 위치한다.

우족(右足)
후전족(後箭足)이 앞쪽으로 향하여 내차서, 상대방의 앞쪽 음부(陰部)를 걷어올려 공격하며, 이것을 요음탈명퇴(撩陰

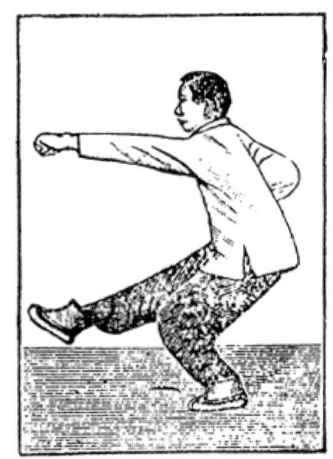

(그림 11)
제2로 제11식 십자요음퇴(十字撩陰腿)

奪命腿)라 부르고, 차 나가는 동작은 오로지 좌권(左拳)의 동작과 동시여야 한다.(이 발이 땅에 놓이면 곧 앞쪽 발이 된다)

4. 와두권(窩肚拳) 동작

이 권식은 제9식과 같으나, 다만 수족(手足)이 좌우를 바꾸어 사용한다.

다음은 요보권(腰步拳) 십자요음퇴(十字撩陰腿)이며, 즉 제10식과 제11식의 좌우가 서로 바뀐 동작이다.

그 다음의 와두권(窩肚拳) 요보권(腰步拳) 십자요음퇴(十字撩陰腿) 와두권(窩肚拳)은, 즉 제9식부터 제12식까지의 원래 권식이다.

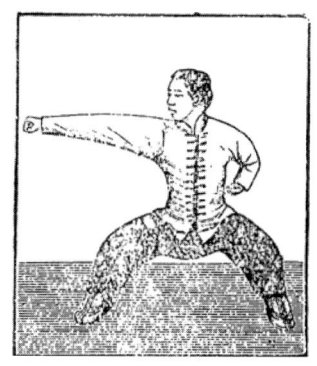

(그림 12)
제2로 제12식 와두권(窩肚拳)

5. 입정식(立正式) 동작

제1식과 같다.

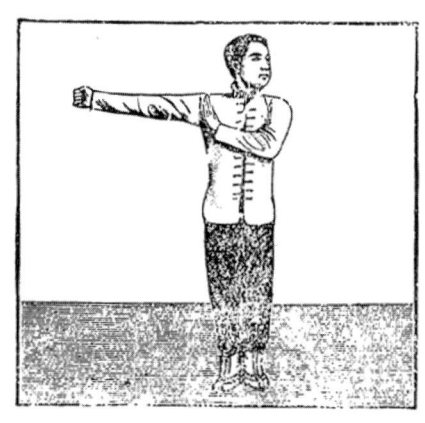

(그림 13)
제2로 제13식 입정(立正)

제 3 로

1. 충추(衝搥) 동작

제2식과 같다.

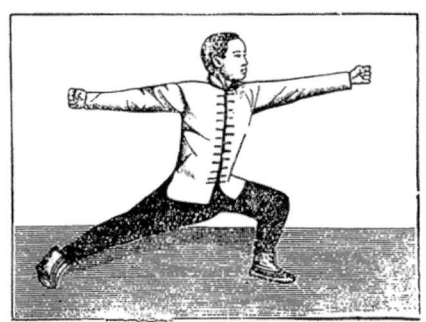

(그림 14)
제3로 제14식 충추(衝搥)

2. 통천포(通天礮) 동작

좌권(左拳)

먼저 앞 권식의 원래 위치에서 높이 들어올리고, 머리 앞을 가로 질러 지나가서, 오른쪽 방향에 이르러 내리며, 기세를 타서 팔꿈치를 뒤집어 뒤쪽 아래 방향으로 비스듬히 "제쳐 돌려서(撥)", 왼팔 팔뚝을 비스듬히 곧게 펴고, 장심(掌心)이 하늘로 향하며, 호구(虎口)가 북(北)쪽으로 향한다.{우권(右拳)이 적에게 붙잡히면 좌권(左拳)으로써 돌아가 구해내며, 좌권(左拳)은 위로 들어올려서, 오른쪽 방향에 이르러 내리니, 즉 적

의 손을 "제쳐 떼어내는(撥)" 뜻이다.}

우권(右拳)

좌권(左拳)이 아래로 내리려고 하면, 즉시 위 팔뚝을 끌어당겨 팔꿈치를 가라앉히며 옆구리에 접근하고, 먼저 권(拳)을 돌려서, 장심(掌心)이 안으로 향하게 하고, 호구(虎口)가 남(南)쪽으로 향하며, 좌권(左拳)이 팔꿈치를 뒤집으며 뒤쪽으로 향할 때를 틈타 이용하여서, 우권(右拳)이 비스듬히 올라가며, 적의 아래턱을 맹렬하게 공격한다.{여전히 장심(掌心)이 안으로 향하고, 호구(虎口)는 북(北)쪽으로 향한다} 이것을 통천포(通天礮)라고 부른다.

양족(兩足)

좌권(左拳)의 동작에 따르며 원래 지점에서 돌려 우전궁식(右前弓式)이 된다.

신수(身首)

수족(手足)의 동향에 따라 돌려서 서(西)쪽으로 향한다.

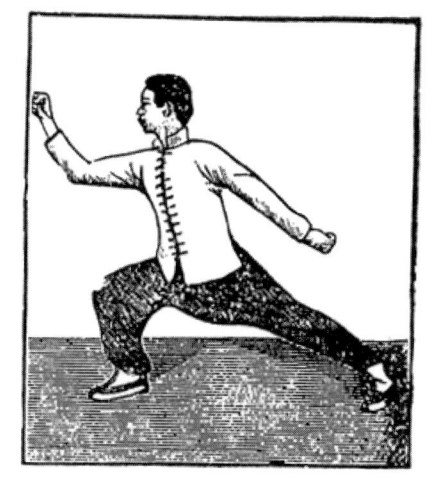

(그림 15)
제3로 제15식 통천포(通天礮)

3. 벽권(劈拳) 동작

(주의)

이 권식은 그림을 보면 요권(撩拳)과 상당히 유사하나, 사실은 크게 다르다. 동작의 진행되는 형세가 차이가 있다.

좌권(左拳)

앞 권식의 원래 위치인 아래 방향으로부터 왼쪽 무릎에서 가로질러 오른쪽 무릎 밖을 지나서 위로 올라가고{이때 우권(右拳)은 보(步)와 같이 동작한다}, 권(拳)이 머리와 같은 높이에 이르며, 곧 신(身)과 보(步)의 "틀어지게(拗 : 가령 왼손이 앞에 있으면 오른발이 앞에 있거나, 오른손이 앞에 있고 왼발이 앞에 있는 자세)" 돌리는 형세에 따라서, 위쪽 방향으로부터 북(北)쪽을 지나서 선회하여 서(西)쪽에 이르며, 장심(掌心)이 북(北)쪽으로 향하고, 호구(虎口)는 하늘로 향한다.{상대방이 뒤쪽으로부터 공격해오면 좌권(左拳)을 쳐들어올려 제거하는 의미이다}

우권(右拳)

좌권(左拳)을 위로 올리는 순간에, 우권(右拳)은 앞 권식의 원래 위치에서 높이 들어 올리며, 신(身)과 보(步)의 "틀어지게(拗)" 돌리는 형세에 따라서, 위쪽 방향으로부터 남(南)쪽을 지나 동(東)쪽에 이르도록 "후려 찍어(劈)" 내려서, 적의 머리를 "압박하여(壓)" 공격한다.

양족(兩足)

원래 위치에서 돌려 좌전궁식(左前弓式)이 된다.

신수(身首)

보(步)의 형세에 따라서 틀어지게 돌려 동(東)쪽으로 향한다.

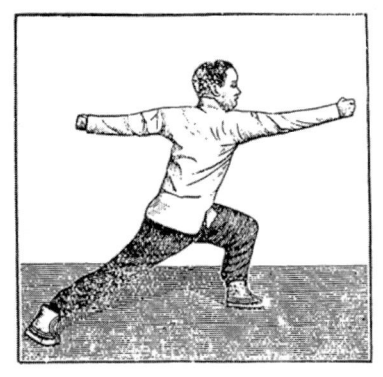

(그림 16)
제3로 제16식 벽권(劈拳)

4. 뢰권(擂拳) 동작

제5식과 같다.

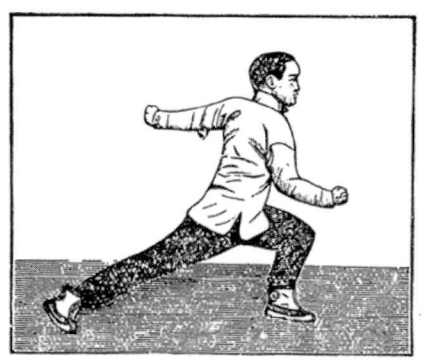

(그림 17)
제3로 제17식 뢰권(擂拳)

5. 촌퇴(寸腿) 동작

제6식과 같다.

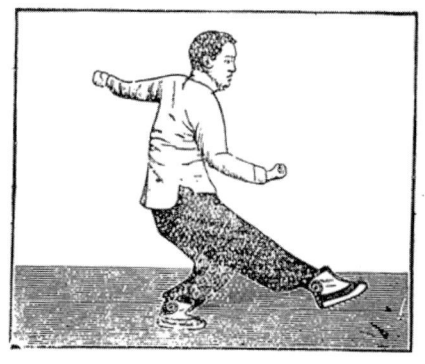

(그림 18)
제3로 제18식 촌퇴(寸腿)

6. 충추(衝搥) 동작

제7식과 같다.

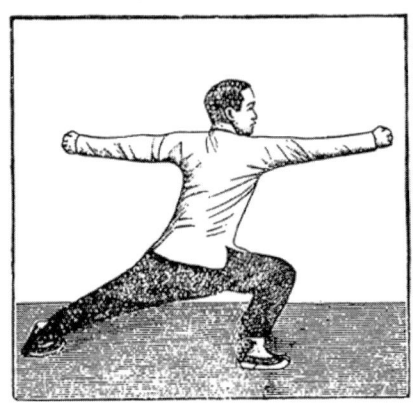

(그림 19)
제3로 제19식 충추(衝搥)

이어서 통천포(通天礮)·벽권(劈拳)·뢰권(擂拳)·촌퇴(寸腿)를 하되, 즉 제15식부터 제18식까지의 좌우가 바뀐 용법이다.

이어서 충추(衝搥)·통천포(通天礮)·벽권(劈拳)·뢰권(擂拳)·촌퇴(寸腿)·충추(衝搥)를 하며, 즉 제14식부터 제19식까지의 원래 방법이다.

7. 입정식(立正式) 동작

제8식과 같다.

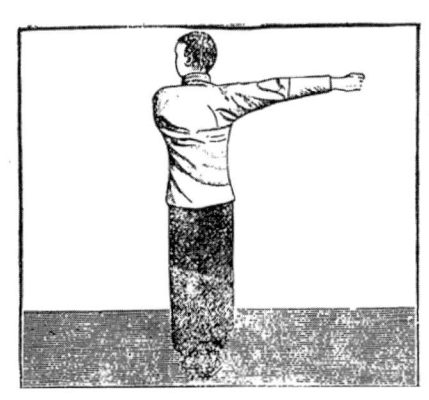

(그림 20)
제3로 제20식 입정(立正)

제 4 로

1. 투보횡추(偸步橫捶) 동작

(주의)
양 손발이 협동하여 동작하며, 먼저하고 나중하게 해서는 안 된다.

좌수(左手)
주먹을 쥐어, "가로지며 수평으로 쓸어버리는 형세(橫平勢)"를 사용하여 공격해 가서, 좌(左) 방향에 이르고, 손이 신(身)과 같은 높이가 되게 하여 장심(掌心)이 땅으로 향하며, 호구(虎口)가 북(北)쪽으로 향한다.

우수(右手)
주먹을 펴서 장(掌)이 되며, 가로지게 "밀쳐(推)" 왼쪽 어깨 밖에 위치하고, 장심(掌心)이 서(西)쪽으로 향한다.

좌족(左足)
좌(左)로 1보를 벌린다.

우족(右足)
왼발의 뒤쪽을 지나서 비스듬히 서(西)쪽 방향으로 1보를 나아가서, 양 다리가 교차하는 형태가 된다.

수(首)
눈은 좌권(左拳)을 바라본다.

(주의)
장(掌)을 이루는 방법은, 엄지는 구부려서 장심(掌心)에 위치하고, 식지와 무명지는 중지(中指) 위에 반쯤 포개어 겹치고, 새끼손가락도 무명지 위에 포개어서, 손등을 보면 대략 "대껍질(籜 : 죽순껍질)" 형태와 유사하다.

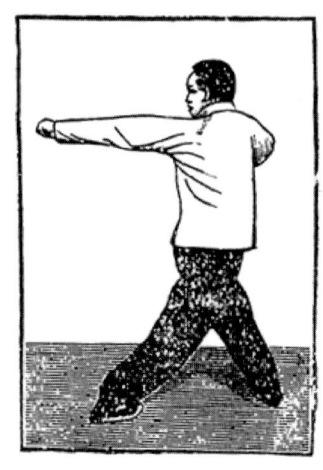
(그림 21)
제4로 제21식 투보횡추(偸步橫捶)

2. 탱박(撑剝) 동작

우장(右掌)
비스듬히 내려뜨리는 형세를 운용하여, 반원(半圓)을 이루며 오른다리 무릎 바깥으로 향하여서, "밀어 제쳐(撥)" 뒤쪽 방향에 위치하고, 곧 다섯 손가락을 모아서 "죽순(筍)" 형태를 이루며, 손가락 끝은 위로 향하여 쳐든다.

좌수(左手)
주먹을 펴서, 장(掌)을 끌어당겨 먼저 왼쪽 옆구리에 위치하고{이때 반드시 먼저 장(掌)을 뒤집어서, 손등을 몸에 붙이고, 새끼손가락이 하늘로 향하며, 엄지손가락은 땅으로 향해야 비로소 동작이 순조롭다}, 나선(螺旋) 형태의 힘을 운용하여서, 앞쪽 방향인 정동(正東)으로 "밀어(推)" 나간다.{반드시 새끼손가락 아래의 장(掌) 가장자리가 앞쪽으로 향한다}

좌족(左足)

1보를 물러나서 후전(後箭)이 된다.

우족(右足)

무릎을 구부려 전궁(前弓)이 된다.

신수(身首)

손발이 움직일 뿐만 아니라 몸이 곧 아래로 웅크려 앉으며, 몸과 머리는 정동(正東)쪽으로 돌린다.

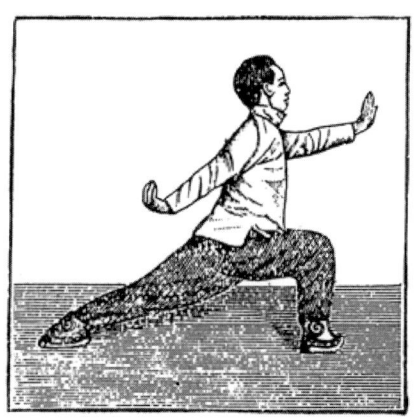

(그림 22)
제4로 제22식 탱박(撐剝)

3. 천장(穿掌) 동작

우수(右手)

앞 권식에서 본래 다섯 손가락이 하늘로 향하였으나, 여기서는 먼저 다섯 손가락을 돌려서 동(東)쪽으로 향하도록 방향을 바꾸어 오른쪽 옆구리에 위치하고, 그러한 후에 앞쪽으로 "밀어서(推)", 우장(右掌)의 손등이 좌장(左掌)의 장심(掌心)을 스치며 지나서 곧게 나간다.{이 수법은 좌장(左掌)이 적에게 잡히는 상황에 대비하는 것이며, 우장(右掌)으로써 적의 주먹 중을 "뚫어(穿)" 들어가서 제거하는 것이다.}

좌장(左掌)

먼저 뒤집어서 장심(掌心)이 하늘로 향하고, 우장(右掌)이 이미 스치며 지나려고 할 때, 곧 끌어당겨 돌아와 오른쪽 옆구리에 위치하고, 손등을 몸에 붙이며, 엄지는 땅으로 향하고, 새끼손가락은 하늘로 향한다.

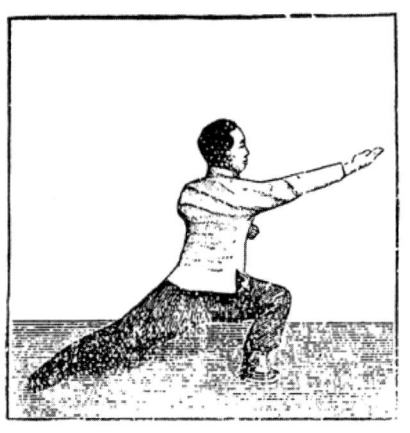

(그림 23)
제4로 제23식 천장(穿掌)

4. 부퇴(仆腿) 동작

우장(右掌)

먼저 오른다리 무릎 밖을 지나며 "찍어(斫)" 내려서{상대방이 나를 발로 차면 "제쳐내며(撥)" 공격하는 의도이다}, 서(西)쪽 방향으로 가고,

서(西)쪽에 이르면 곧 위로 올라가서, 동(東)쪽 방향으로 돌려서{여기까지는 바로 우장(右掌)이 이미 하나의 큰 동그라미를 만들었다}, 오른쪽 머리 밖에 이르고{이때 전신을 아래로 숙이며, 마침 비틀어 돌려 서(西)쪽으로 향하는 순간이다}, 즉시 이마 앞에서 작은 동그라미를 만들며, 왼쪽 머리 밖을 지나 다시 아래로 "휩쓸고(掠)", 손을 뒤집으며 팔꿈치를 굽히고, 뒤쪽에 위치하며, 다섯 손가락이 "죽순(筍)" 형태를 이루어 위로 향하여 쳐든다.

좌장(左掌)

밖으로 "휘날려 내빼는(颺)" 형세를 취하여서, 장(掌)의 가장자리로써 아래로 향하여 비스듬히 "밀어제쳐(撥)" 나가 동(東)에서 서(西)에 이르며, 오른다리 정강이 밖에 이른다.{이 장(掌)은 반드시 다음 권식과 종합하여 동작한다}

양족(兩足)

우궁족(右弓足)의 넓적다리를 아래로 누르고, 좌족(左足)은 비스듬히 지탱하여 곧게 펴서 아래로 누른다.

신수(身首)

우장(右掌)이 이마를 지날 때에, 즉시 몸을 비틀어 아래로 웅크려 앉으며, 서북(西北)쪽으로 돌린다.

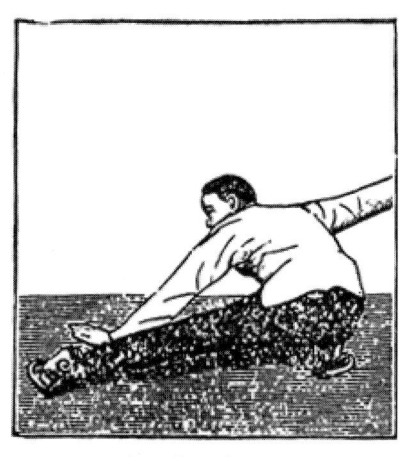

(그림 24)
제4로 제24식 부퇴(仆腿)

5. 제미장(齊眉掌) 동작

좌장(左掌)
앞 권식의 원래 위치에서 아래로부터 위로 "치켜들어(撩)" 눈썹과 같은 높이에 이르고{장(掌)이 눈썹을 초과하지 않으므로 "눈썹과 같은 높이의(齊眉)" 장(掌)이라 부른다}, 손가락을 세우며 장심(掌心)이 서(西)쪽으로 향한다.{이 장(掌)은 앞의 권식과 연결된다}

신수(身首)
전신을 치솟아 올리고, 얼굴이 정서(正西)쪽으로 향한다.

양족(兩足)
몸이 치솟는 기세에 의지하여, 원래 위치에서 왼다리 무릎을 굽혀 전궁(前弓)이 되고, 우족(右足)은 곧게 펴서 지탱하여 후전(後箭)이 된다.

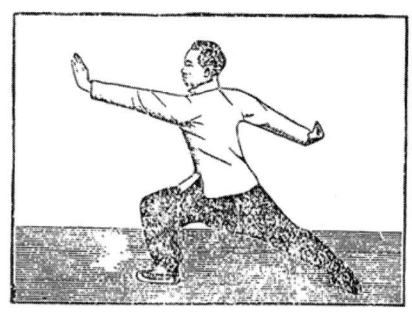

(그림 25)
제4로 제25식 제미장(齊眉掌)

(주의)
이 권식은 반드시 앞 권식과 동작이 연결되어 관통해야 한다.

6. 촌퇴(寸腿) 동작

우족(右足)
앞으로 향하여 내찬다.

(주의)
오른발이 이미 차서 나간 후, 땅에 내리면 곧 오른발이 앞에 있는 자세가 된다.

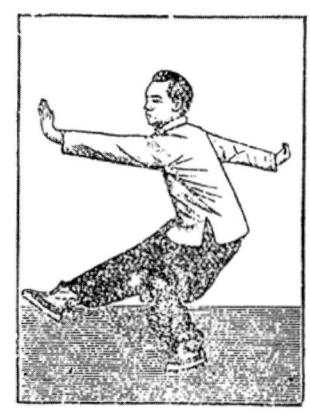

(그림 26)
제4로 제26식 촌퇴(寸腿)

7. 투보횡추(偸步橫捶) 동작

이 권식은 제21식과 같으나, 다만 손발이 좌우(左右)가 바뀔 뿐이다.
이어서 탱박(撐剝)·천장(穿掌)·부퇴(仆腿)·제미장(齊眉掌)·촌퇴(寸腿)를 하되, 즉 제22식부터 제26식까지의 좌우가 바뀐 용법이다.

투보횡추(偸步橫捶)·탱박(撐剝)·천장(穿掌)·부퇴(仆腿)·제미장(齊眉掌)·촌퇴(寸腿)를 하며, 즉 제21식부터 제26식까지의 원래 권식이다.

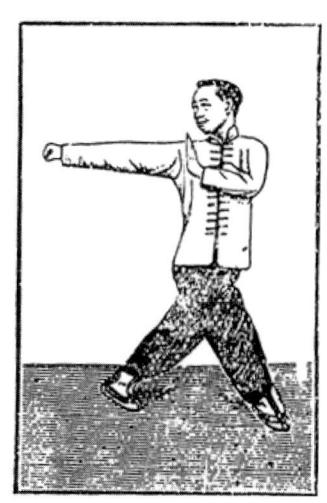

(그림 27)
제4로 제27식 투보횡추(偸步橫捶)

8. 입정(立正) 동작

촌퇴(寸腿) 동작으로부터 땅에 닿아 몸을 돌려 남(南)쪽으로 향하여 입정(立正)자세가 된다.

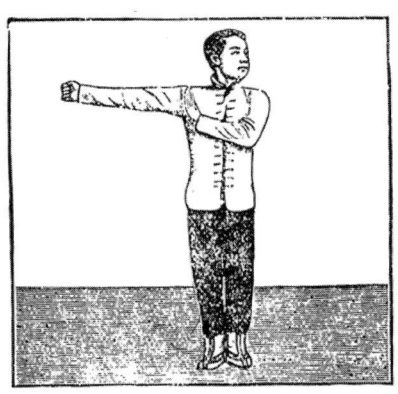

(그림 28)
제4로 제28식 입정(立正)

제 5 로

1. 와두권(窩肚拳) 동작

우권(右拳)

자연스럽게 위로 올라가며, 반원(半圓)을 이루고, 얼굴 앞을 지나 왼쪽 어깨 밖에 이르며 아래로 내려가서, 팔꿈치를 구부리고 팔뚝을 가라앉히며, 힘을 들여 권(拳)을 끌어당겨 오른쪽 옆구리에 위치한다.(장심이 위로 향하고, 팔꿈치는 약간 뒤로 나간다)

좌장(左掌)

주먹을 쥐며, 먼저 장심(掌心)이 위로 향하도록 돌리고, 오른손이 내려와 가슴 앞에 이르기를 기다려서, 양 손이 대략 교차하는 형태가 될 때 왼팔을 신속히 끌어당기며 팔꿈치를 돌이켜 아래로 가라앉히고, 팔꿈치를 왼쪽 옆구리에 위치하여 붙여서, 좌권(左拳)과 팔뚝은 힘을 다하여 뒤집어 펴며, 비스듬히 위로 뒤집으며 쳐들어 올리는 형세를 취하여, 정동(正東)쪽으로 "내던져(抛)" 타격한다.(수법은 제9식과 같다.)

양족(兩足)

왼발이 1보를 평평하게 벌려 기마식(騎馬式)이 된다.

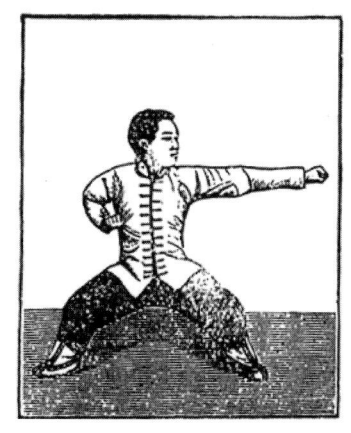

(그림 29)
제5로 제29식 와두권(窩肚拳)

2. 좌몽두천심권(左蒙頭穿心拳) 동작

좌권(左拳)
팔꿈치를 구부리며 팔뚝을 가로져서, 힘을 들여 얼굴을 마주하여 위로 들어올려 머리 위에 위치하며, 장심(掌心)이 하늘로 향하고, 호구(虎口)가 동(東)쪽으로 향한다.

우권(右拳)
나선(螺旋)형의 힘을 운용하여, 적의 가슴을 곧바로 공격하며, 장심(掌心)이 땅으로 향한다.

양족(兩足)
원래 위치에서 돌려 좌전궁식(左前弓式)이 된다.

신수(身首)
동(東)쪽 방향 정면으로 향한다.

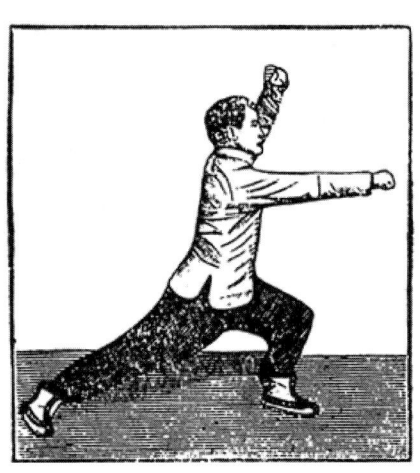

(그림 30)
제5로 제30식 좌몽두천심권(左蒙頭穿心拳)

3. 좌몽두뢰권(左蒙頭擂拳) 동작

우권(右拳)

오른쪽 옆구리의 약간 바깥에서, 하나의 작은 권(圈 : 동그라미)을 돌리고{앞 권식의 우권(右拳)이 타격하여 나간 후, 본래 장심(掌心)이 땅으로 향하나, 지금은 손목과 팔꿈치의 힘으로써 그 권(拳)을 돌려서, 장심(掌心)이 하늘로 향하게 하며, 이와 같은 동작은 저절로 하나의 작은 권(圈)을 이룬다.}, 전체 팔뚝 힘을 이용하여 아래로 "누른다(壓)".(제5식을 참고한다)

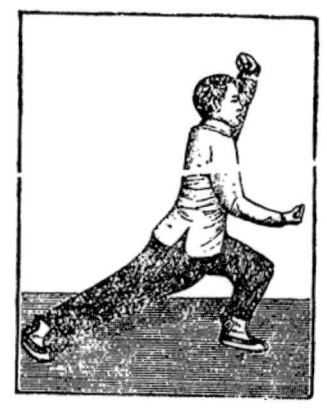

(그림 31)
제5로 제31식
좌몽두뢰권(左蒙頭擂拳)

(주의)

이 권식과 제5식이 같으나, 다만 제5식의 좌권(左拳)은 배후에 위치하고, 이 권식은 좌권(左拳)이 머리와 귀를 중시하여 "덮어 가린다(蒙)".

4. 좌몽두촌퇴(左蒙頭寸腿) 동작

우족(右足)

뒤쪽의 전족(箭足)이 앞쪽으로 향하여 "차서(踢)" 나간다.

(주의)

오른발을 차내고, 땅에 내린 후, 오른발

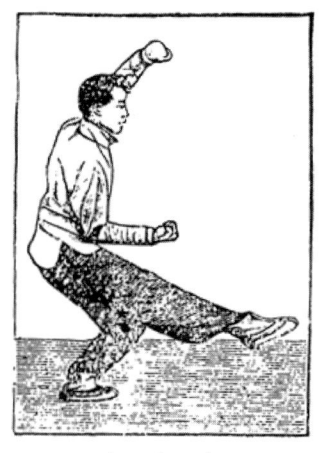

(그림 32)
제5로 제32식
좌몽두촌퇴(左蒙頭寸腿)

이 앞에 있다.

5. 와두권(窩肚拳) 동작

이 권식은 즉 제29식의 좌우를 바꾸어 운용하는 것이다.

이어서 우몽두천심권(右蒙頭穿心拳)·우몽두뢰권(右蒙頭擂拳)·우몽두촌퇴(右蒙頭寸腿)를 하며, 즉 제30식부터 제32식까지의 권식이 좌우의 손발을 바꾸어 운용하는 것이다.

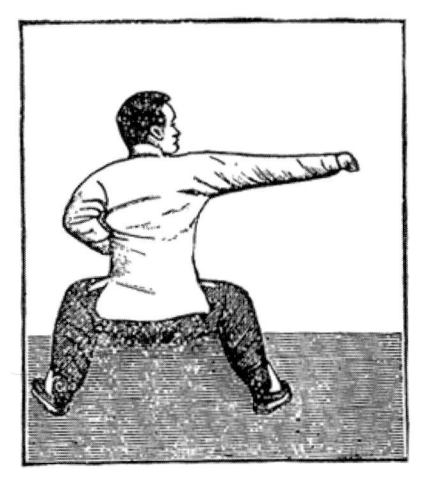

그림 33
제5로 제33식 와두권(窩肚拳)

와두권(窩肚拳)·좌몽두천심권(左蒙頭穿心拳)·좌몽두뢰권(左蒙頭擂拳)·좌몽두촌퇴(左蒙頭寸腿)·와두권(窩肚拳)을 하며, 즉 제29식부터 제33식까지의 원래 권식이다.

6. 입정(立正) 동작

이 권식은 제8식과 같다.

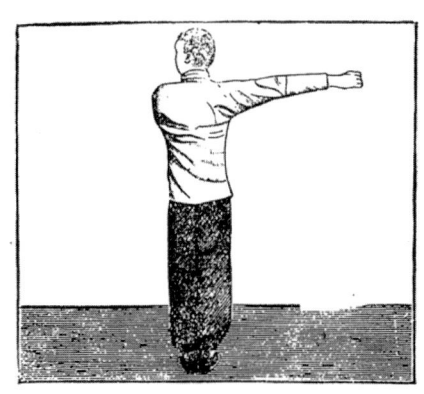

(그림 34)
제5로 제34식 입정(立正)

제 6 로

1. 충추(衝搥) 동작

(주의)

이 권식은 제2식 제7식 제14식 제19식과 같은 수법이나, 다만 손발과 방향이 바뀔 뿐이다.

좌수(左手)

주먹을 쥐며, 가슴 앞으로부터 가로 건너서, 손을 내뻗어 좌(左)로 향하여 "친다(搥)".

좌족(左足)

서(西)쪽으로 향하여 가로로 1보를 벌리며, 좌전궁(左前弓)이 된다.

우족(右足)

비스듬히 지탱하여 후전(後箭)이 된다.

신수(身首)

몸이 서북(西北)쪽으로 향하고, 눈은 좌권(左拳)을 바라본다.

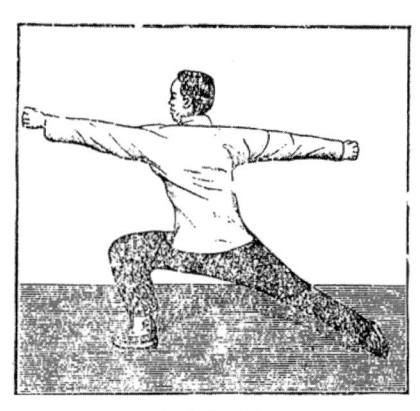

(그림 35)
제6로 제35식 충추(衝搥)

2. 부퇴(仆腿) 동작

(주의)
이 권식은 제24식과 같으나, 다만 왼손이 약간 다르다.

좌권(左拳)
가슴으로 향하여 팔꿈치를 굽혀 팔뚝을 가로지며 안으로 구부려서, 오른쪽 겨드랑이에 위치하고, 장심(掌心)이 안으로 향한다.

좌족(左足)
비스듬히 가로지며 곧게 버티어 지탱하고, 있는 힘을 다하여 땅으로 향하여 펴며 누른다.(결코 발바닥의 바깥 가장자리가 땅에서 떨어지게 해서는 안된다)

우족(右足)
무릎을 굽히고, 대퇴(大腿 : 넓적다리)를 있는 힘을 다하여 평평하게 내리며, 오른쪽 아랫배로 대퇴를 누르고, 전신을 받쳐 지탱한다.

신(身)
극도로 내려서 웅크려 앉으며, 오른쪽 아랫배가 오른다리 대퇴를 누른다.(허리는 굽혀서는 안된다)

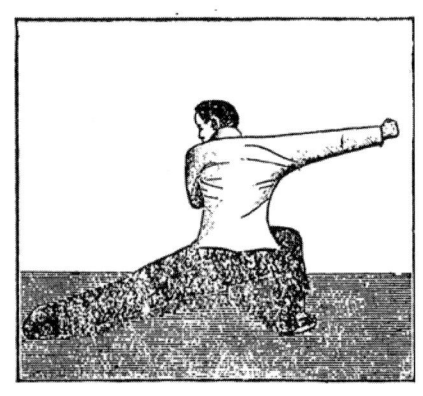

(그림 36)
제6로 제36식 부퇴(仆腿)

3. 쌍환권(雙環拳) 동작

(주의)
양 손발은 동시에 동작하며, 먼저하고 나중해서는 안된다.

좌권(左拳)
아래로 "찍어(斫)" 팔 전체가 수직이 되고(이때 주먹은 왼다리 무릎에 접근한다), 즉시 장심(掌心)이 밖으로 향하도록 돌리면서, 반원(半圓)을 이루어, 몸의 좌측에서 높이 들어올리며 손을 뒤집어 머리위에 위치한다.{정수리에서 3·4치 가량 떨어지며, 장심(掌心)이 하늘로 향하고, 호구(虎口)는 서(西)쪽으로 향한다}

우권(右拳)
원래 위치에서 위로 올라가며{좌권(左拳)과 동시에 동작한다}, 반원(半圓)을 이루어, 오른쪽 머리 밖을 지나, 앞으로 "후려 찍어(劈)" 내리는 기세를 타서 뢰권(擂拳)을 한다.{뢰권(擂拳)의 방법은 앞에서 설명하였다}

양족(兩足)
양 손이 동작할 때를 이용하여, 몸을 솟구쳐 올렸다가, 왼발이 앞에 있는 궁보(弓步)로 변한다.

신(身)
보(步)의 기세를 이용하여 솟구쳐 일으켜서, 서(西)쪽 방향 정면으로 향한다.

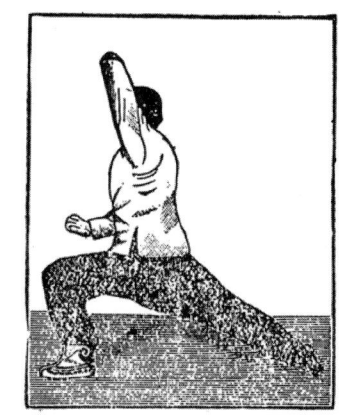

(그림 37)
제6로 제37식 쌍환권(雙環拳)

(주의)

이 권식은 양 손을 동시에 동작하며, 우권(右拳)은 "후려 찍어(劈)" "치고(擂)", 좌권(左拳)은 아래로 "찍고(斫)" 위로 들어올려서, 한 동작이 되 두 가지 수법이므로, 일치하여 들어맞기가 매우 어려우니, 노력하여 수련해야 한다.

4. 좌몽두촌퇴(左蒙頭寸腿) 동작

이 권식은 제32식과 같은 수법이나, 다만 그 방향이 바뀌었다.

(주의)

이 권식의 오른발이 땅에 내린 후, 즉 오른발이 앞에 있는 궁보(弓步)로 바뀌며, 몸과 발가락은 서남(西南)쪽으로 향한다.

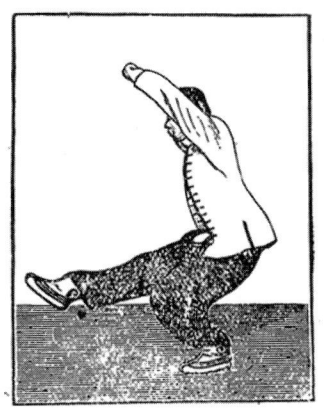

(그림 38)
제6로 제38식
좌몽두촌퇴(左蒙頭寸腿)

5. 충추(衝搥) 동작

제35식의 손발과 방향을 바꾸면 된다.

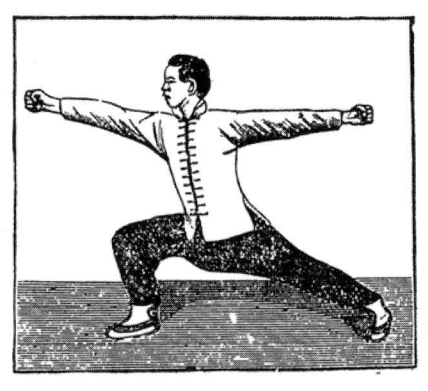

(그림 39)
제6로 제39식 충추(衝搥)

이어서 부퇴(仆腿)·쌍환권(雙環拳)·우몽두촌퇴(右蒙頭寸腿)를 하며, 즉 제36식부터 제38식까지의 손발 방향을 바꾸어 운용한다.

충추(衝捶)·부퇴(仆腿)·쌍환권(雙環拳)·좌몽두촌퇴(左蒙頭寸腿)·충추(衝捶)를 하며, 즉 제35식부터 제39식까지의 원래 권식이다.

6. 입정(立正) 동작

제1식과 같다.

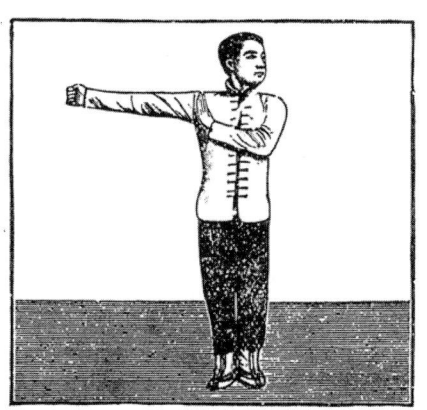

(그림 40)
제6로 제40식 입정(立正)

제 7 로

1. 와두권(窩肚拳) 동작

제29식과 꼭 같다.

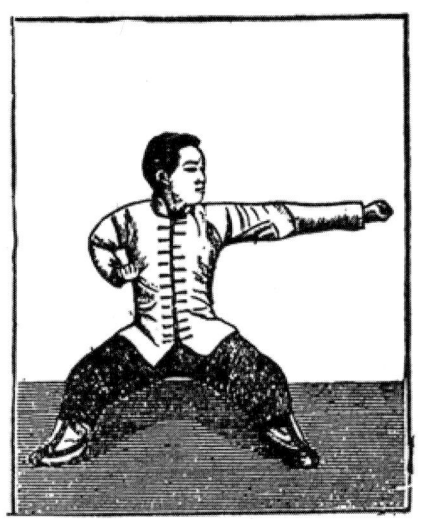

(그림 41)
제7로 제41식 와두권(窩肚拳)

2. 쌍전권(雙輾拳) 동작

좌권(左拳)

먼저 형세에 따라 수평으로 가슴 앞을 넘어와, 오른쪽 방향으로 향하여 움츠려서, 팔꿈치를 굽히고 팔뚝을 가로지며, 잠시 오른쪽 옆구리 밖에 위치하다가{이때 장심(掌心)이 땅으로 향하고, 호구(虎口)가 옆구리에 접근한다}, 곧 다시 위로 올라가서, 오른쪽 머리 밖을 지나며 반원(半圓)을 이루고, 얼굴을 마주보며 끌어당겨 거두어서, 왼쪽 옆구리에 위치하며, 장심(掌心)이 위로 향하고, 호구(虎口)가 밖으로 향한다.

우권(右拳)

원래 위치로부터 위로 올려서, 오른쪽 머리 밖을 지나며 반원(半圓)을 이루고, 얼굴을 마주보며 "후려 찍어(劈)" 내려서, 배꼽부위에 이르러 멈추고(왼쪽 옆구리 가까이로 약간 치우친다), 양 권(拳)이 서로 마주하게 하여서, 장심(掌心)이 위로 향하며, 호구(虎口)가 밖으로 향한다.

양족(兩足)

돌려서 왼발이 앞에 있는 궁보(弓步)가 된다.

신수(身首)

머리는 여전히 정동(正東)쪽으로 향하고, 몸은 동남(東南)쪽으로 향한다.

(주의)

양 손은 동시에 동작한다. 그림은 측면이라서 양 권(拳)이 보이지 않으나, 좌권(左拳)은 왼쪽 옆구리에 있고, 우권(右拳)은 배꼽의 좌측에 치우쳐 있다.

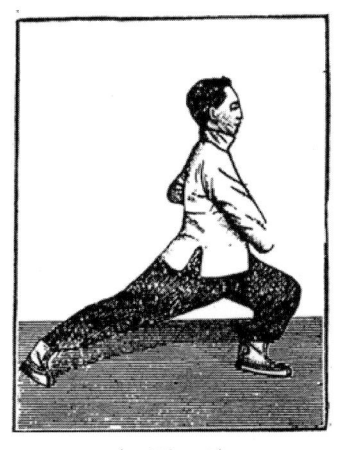

(그림 42)
제7로 제42식 쌍전권(雙輾拳)

3. 탄권(彈拳) 동작

우권(右拳)

팔꿈치와 팔뚝의 힘을 이용하여서, 기세에 따라 비스듬히 우(右) 바

깥 위쪽 방향으로 향하여 들어 올
리고{권배(拳背 : 주먹등)를 사용
하여 적의 왼쪽 태양혈(太陽穴)을
부딪치려는 의도이다}, 동작이
완성된 지점에 이를 때, 장심(掌
心)이 북(北)쪽으로 향하고, 호구
(虎口)가 위에 있으며, 전체 팔뚝
을 오른쪽 방향에 비스듬히 들어
올린다.

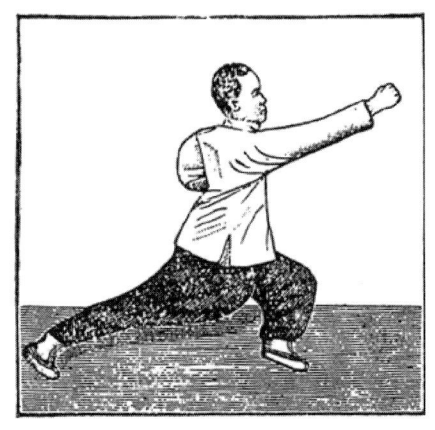

(그림 43)
제7로 제43식 탄권(彈拳)

(주의)

이 권식을 탄권(彈拳)이라 부르는 것은, 그 뜻이 총의 방아쇠의 용수철과 같아서, 손으로 힘껏 눌렀다가 손을 떼면 신속하게 원래 상태로 회복하니, 이 권식은 본래 앞 권식의 "후려 찍어(劈)" 내리는 순간을 이용하여(후려 찍어 내릴 때는 용수철을 힘껏 누르는 것에 비유할 수 있다), 그 기세를 타고 비스듬히 올라서, 권배(拳背)와 손가락 사이의 관절 모서리로써 적의 태양혈을 공격한다.(이것이 곧 용수철의 복원력이며, 그러므로 탄권이라 부른다)

4. 십자퇴(十字腿) 동작

(주의)

이 권식은 바로 제11식의 방향을 바꾼 것이다.

우권(右拳)

장심(掌心)을 돌려 하늘로 향하며, 팔꿈치를 가라앉히고 끌어당겨 거두어서, 오른쪽 옆구리에 위치한다.

좌권(左拳)

회전하는 기세를 취하여, 팔뚝과 어깨를 평평하게 하여 정동(正東)쪽으로 곧바로 공격하고, 장심(掌心)이 땅으로 향한다.

우족(右足)

앞쪽으로 향하여 차 나가며, 적의 앞쪽 하음부를 낮은 곳에서 높은 곳으로 공격한다.{양 권(拳)과 동시에 동작한다}

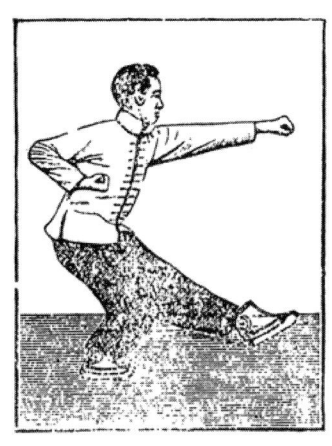

(그림 44)
제7로 제44식 십자퇴(十字腿)

5. 와두권(窩肚拳) 동작

제33식과 같다.
이어서 쌍전권(雙輾拳)·탄권(彈拳)·십자퇴(十字腿)를 하며, 즉 제42식부터 제44식까지의 양 손발과 방향이 바뀐다.

와두권(窩肚拳)·쌍전권(雙輾拳)·탄권(彈拳)·십자퇴(十字腿)·와두권(窩肚拳)을 하며, 즉 제41식부터 제45식까지의 원래 권식이다.

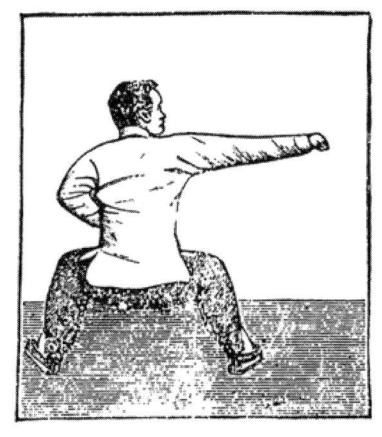

(그림 45)
제7로 제45식 와두권(窩肚拳)

6. 입정(立正) 동작

제8식과 같다.

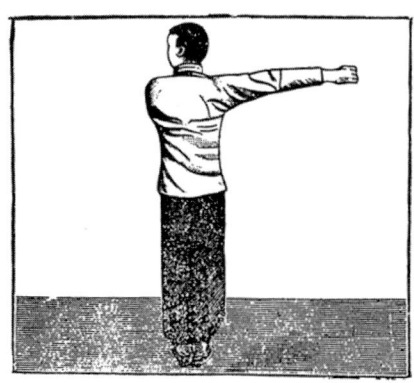

(그림 46)
제7로 제46식 입정(立正)

제 8 로

1. 충추(衝搥) 동작

제6로 제35식과 꼭 같다.

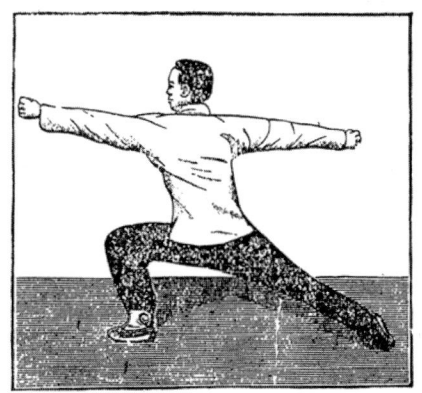

(그림 47)
제8로 제47식 충추(衝搥)

2. 기마식(騎馬式) 동작

(주의)
이 권식은 즉 제1로 제3식의 그 방향을 바꾸었다.

신수(身首)
정북(正北)쪽으로 향하여 돌린다.

좌권(左拳)

힘을 들여 팔뚝을 끌어당겨 안으로 구부리며, 팔이 평평하고, 권(拳)이 왼쪽 어깨에 맞물려 접근하며, 장심(掌心)이 아래로 향한다.

양족(兩足)

같이 돌려서 발가락이 정북(正北)쪽으로 향하고, 양 발꿈치는 원래 위치에서 떠나지 않는다.

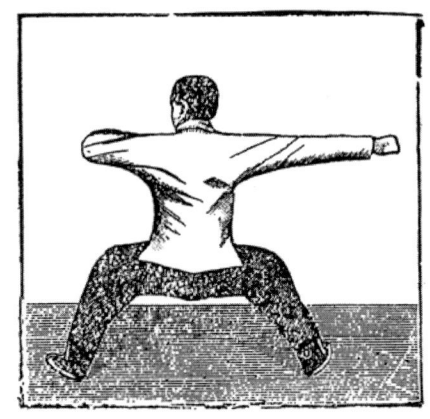

(그림 48)
제8로 제48식 기마식(騎馬式)

3. 요권(撩拳) 동작

(주의)

이 권식은 즉 제4식의 방향을 바꾼 것이므로 참고한다.

좌권(左拳)

왼다리 무릎 밖에서 타격하여 내리고, 무릎 밖에 이르러 곧 다시 위로 들어올리며, 남(南)쪽 방향을 지나서 배후(背後)에 위치하고{장심(掌心)이 남(南)쪽으로 향하고, 호구(虎口)가 위에 있다}, 팔뚝과 어깨가 평평하다.

우권(右拳)

앞 권식으로부터 기세에 따라서 아래로 가라앉아 오른다리 무릎 밖에 이르러 가로지며 왼다리 무릎을 지나서, 곧 서(西)쪽으로 향하여 "치켜 올리고(撩)", 팔뚝과 어깨가 평평하게 된다.{장심(掌心)이 남(南)쪽으로 향하고, 호구(虎口)가 위에 있다}

양족(兩足)

양 발의 발가락이 같이 돌며, 원래의 위치를 떠나지 않고, 왼발이 앞에 있는 궁(弓)이 되며, 오른발이 뒤에 있는 전(箭)이 된다.

신수(身首)

몸은 보(步)의 형세에 따르며, 틀어지게 돌려서 서(西)쪽으로 향하고, 눈은 우권(右拳)을 바라본다.

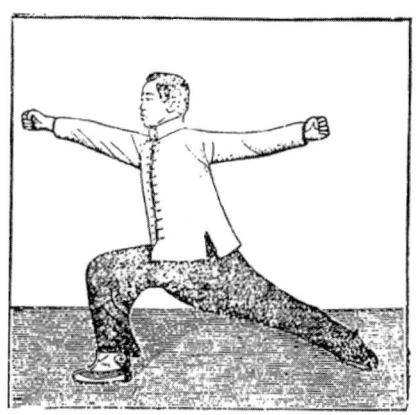

(그림 49)
제8로 제49식 요권(撩拳)

4. 뢰권(擂拳) 동작

(주의)

이 권식은 즉 제5식의 방향을 바꾼 것이다.

우권(右拳)

팔꿈치를 가라앉히며, 오른쪽 옆구리로부터 약간 떨어져서 하나의 작은 동그라미를 돌리고, 팔뚝 전체를 아래로 "누른다(壓)". 다만 작은 동그라미를 돌릴 때, 이 지점에서 시작하였으면, 역시 이지점에서 끝내며, 팔꿈치가 뒤로 나가지 않도록 한다.

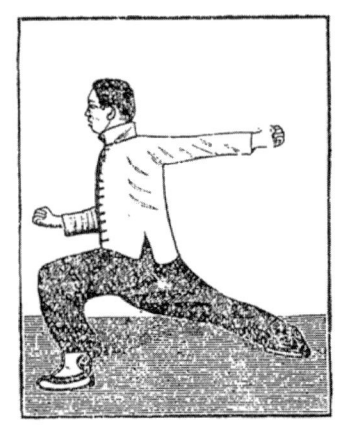

(그림 50)
제8로 제50식 뢰권(擂拳)

5. 촌퇴(寸腿) 동작

(주의)

이 권식은 즉 제6식의 방향을 바꾼 것이다.

우족(右足)

서(西)쪽으로 향하여 차서 나가며, 적의 아래부위를 취하고(그림과 같다), 뒤이어 곧 땅에 위치한다(그림이 없음).

(주의)

오른발이 땅에 닿은 후, 곧 몸이 정남(正南)쪽으로 향하니, 잊어서는 안된다.

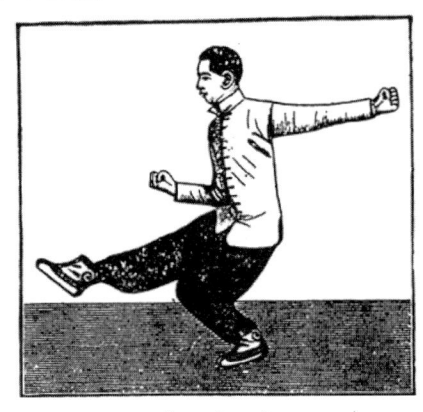

(그림 51)
제8로 제51식 촌퇴(寸腿)

6. 계등식(雞蹬式) 동작

양족(兩足)

앞 권식에서 오른발이 이미 땅에 닿고, 곧 무릎을 굽혀 몸을 지탱하며, 왼발도 조금 굽히고, 발가락 끝을 가벼이 땅에 붙이며{대략 오른발보다 3·4촌(寸)가량 앞쪽이다}, 왼발 발꿈치는 세우고{이것을 등식(蹬式)이라 부르며, 또한 돈좌(墩坐)라고 부른다}, 신발바닥은 곧게 늘어뜨려서 북(北)쪽으로 향한다.

우권(右拳)

들어올려서 머리 위에 위치하며, 장심(掌心)이 하늘로 향하고, 호구(虎口)가 남(南)쪽으로 향한다.

좌권(左拳)

팔을 곧게 펴서 양 발의 가운데에 "찔러 꽂아(插)" 내린다.

신수(身首)

정남(正南)쪽으로 향한다.

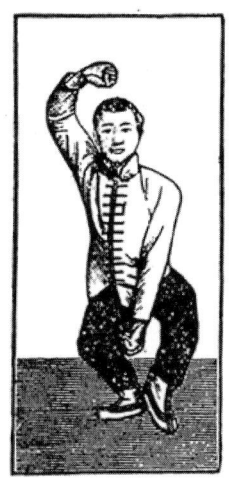

(그림 52)
제8로 제52식 계등식(雞蹬式)

7. 좌천심퇴(左穿心腿) 동작

우권(右拳)

먼저 장심(掌心)을 돌려서 안으로 향하고, 호구(虎口)가 위로 향하며, 얼굴을 마주하여 힘을 들여 아래로 가라앉혀서, 오른쪽 옆구리에 위치하고, 동작이 완성되는 지점에 도달할 때, 곧 장심(掌心)이 위로 향하며, 호구(虎口)가 밖으로 향한다.{이 권식은 바로 와두권(窩肚拳)의 뒤쪽 손이 힘을 들이는 방법이다}

좌권(左拳)

비스듬히 위로 돌진하여 정동(正東)쪽으로 공격하여 어깨와 팔이 평평하게 되고, 동작이 완성되는 지점에 도달할 때, 장심(掌心)이 남(南)쪽으로 향하며, 호구(虎口)가 위에 있다.

(주의)

이 권식은 와두권(窩肚拳)의 동작과 꼭 같으나, 다만 장심(掌心)이 남(南)쪽으로 향한다.

좌족(左足)

몸을 옆으로 가로져서 좌(左) 동(東)쪽 방향으로 차서 올리고, 다리가 가로져서 수평에 도달한다.(발꿈치의 힘을 사용한다)

우족(右足)

똑바로 서서 몸을 지탱한다.

(주의)

이 권식은 손발이 동시에 동작한다.

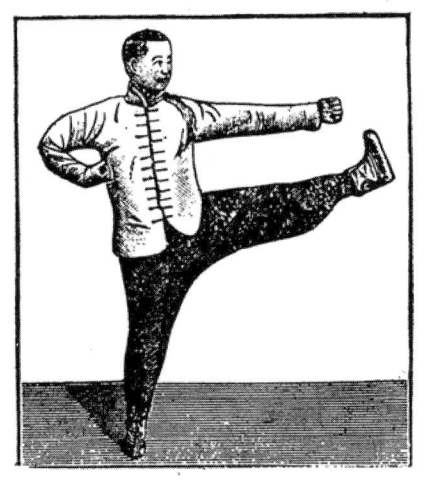

(그림 53)
제8로 제53식 좌천심퇴(左穿心腿)

8. 계등식(雞蹬式) 동작

(주의)
이 권식은 바로 제52식의 좌우(左右) 손발을 바꾸어 운용하는 것이다.

양족(兩足)
앞 권식의 좌족(左足)이 차서 나간 후 곧 땅에 닿으며, 무릎을 굽혀 몸을 지탱하고, 우족(右足)은 조금 굽히며, 발가락이 가벼이 땅에 닿고{좌족(左足)보다 앞쪽으로 3·4촌(寸)가량 나아간다}, 오른발 발꿈치를 세워서, 신발바닥이 똑바르게 수직선이 되어, 북(北)쪽으로 향한다.

좌권(左拳)
들어올려서 머리 위에 위치하며, 장심(掌心)이 하늘로 향하고, 호구(虎口)가 남(南)쪽으로 향한다.

우권(右拳)
오른팔을 수직으로 펴서 양 발의 가운데에 "찔러 꽂아(插)" 내린다.

신수(身首)
여전히 정남(正南)쪽으로 향한다.

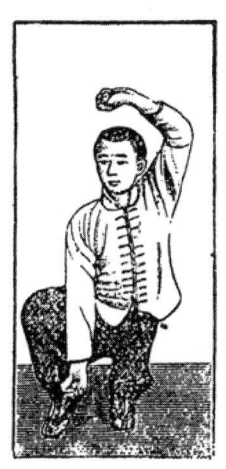

(그림 54)
제8로 제54식 계등식(雞蹬式)

9. 우천심퇴(右穿心腿) 동작

(주의)
이 권식은 바로 제53식의 좌우(左右) 손발을 바꾸어 운용하는 것이다.

좌권(左拳)
먼저 장심(掌心)을 돌려서 안으로 향하고, 얼굴을 마주하여 힘을 들여 아래로 가라앉혀서, 왼쪽 옆구리에 위치하고, 동작이 완성되는 지점에 도달할 때, 장심(掌心)이 위로 향하며, 호구(虎口)가 밖으로 향한다.

우권(右拳)
비스듬히 위로 돌진하여 정서(正西)쪽으로 공격하여 어깨와 팔이 평평하게 되고, 동작이 완성되는 지점에 도달할 때, 장심(掌心)이 남(南)쪽으로 향하며, 호구(虎口)가 위에 있다.

우족(右足)
몸을 옆으로 가로져서 우(右) 서(西)쪽 방향으로 차서 올리고, 다리가 가로져서 수평에 도달한다. (반드시 발꿈치의 힘을 사용한다)

좌족(左足)
똑바로 서서 몸을 지탱한다.

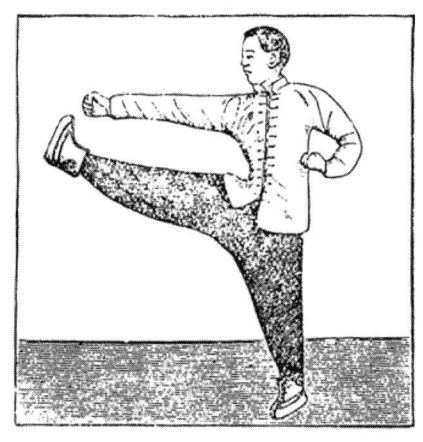

(그림 55)
제8로 제55식 우천심퇴(右穿心腿)

(주의)

이 권식은 와두권(窩肚拳)의 동작과 꼭 같으나, 다만 호구(虎口)가 위로 향하고, 장심(掌心)이 남(南)쪽으로 향하는 것이 대략 다르다.

10. 충추(衝搥) 동작

(주의)

제39식과 꼭 같다.

앞 권식의 우족(右足)이 차서 나간 후에, 곧 땅에 닿으며, 오른발이 앞쪽 궁(弓)이 되고, 나머지는 바로 충추(衝搥)의 동작이다.

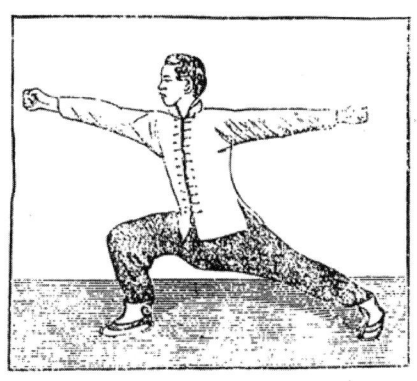

(그림 56)
제8로 제56식 충추(衝搥)

이어서 기마(騎馬)·요권(撩拳)·뢰권(擂拳)·촌퇴(寸腿)·계등(雞蹬)·우천심퇴(右穿心腿)·계등(雞蹬)·좌천심퇴(左穿心腿)를 하며, 즉 제48식부터 제55식까지의 양 손발과 방향이 서로 바뀐다.

충추(衝搥)·기마(騎馬)·요권(撩拳)·뢰권(擂拳)·촌퇴(寸腿)·계등(雞蹬)·좌천심퇴(左穿心腿)·계등(雞蹬)·우천심퇴(右穿心腿) ·충추(衝搥)를 하

며, 즉 바로 제47식부터 제56식까지의 원래 권식이다.

11. 입정(立正) 동작

제1식과 같다.

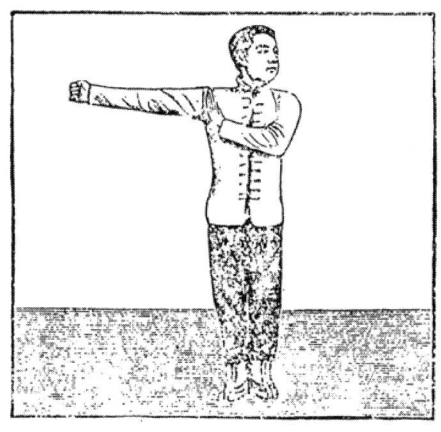

(그림 57)
제8로 제57식 입정(立正)

제 9 로

1. 충추(衝捶) 동작

제2식과 꼭 같다.

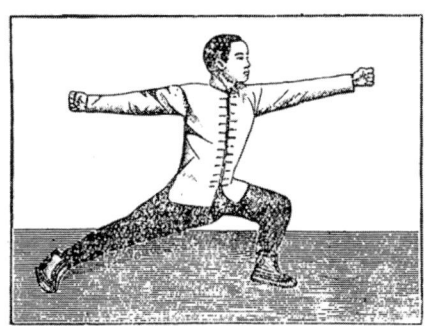

(그림 58)
제9로 제58식 충추(衝捶)

2. 팽쇄(碰鎖) 동작

(주의)
그림을 보면 제42식처럼 보이나, 그러나 다른 점이 있다.

좌권(左拳)
먼저 끌어당겨 돌아와 잠시 오른쪽 옆구리에 위치하고{이때 장심(掌心)이 아래로 향하고 호구(虎口)가 옆구리에 접근한다}, 곧 다시 위로 올라가서 머리를 지나며, 얼굴을 마주하여 반원(半圓)을 돌아, 끌어당겨 내려서 왼쪽 옆구리에 위치하고, 동작이 완성되는 지점에 도달하면,

장심(掌心)이 위로 향하며, 호구(虎口)가 밖으로 향한다.

우수(右手)

권(拳)을 펴서 장형(掌形)이 되며, 앞 권식의 원래 위치로부터 위로 올라가서, 얼굴을 마주하여 건너서 반원(半圓)을 돌아 아래로 "후려 찍어(劈)", 좌권(左拳)의 위에 "부딪쳐(砸)" 누르고, 이것을 팽쇄(砰鎖)라고 부른다.

양족(兩足)

여전히 왼발이 앞에 있는 궁보(弓步)가 변하지 않는다.

신수(身首)

권세(拳勢)에 따라서 정동(正東)쪽으로 향하여 비튼다.

(주의)

이 그림은 측면이므로 양 손이 보이지 않으나, 사실상 좌권(左拳)이 왼쪽 옆구리에 있고, 우장(右掌)이 그 위에 "누른다(壓)".

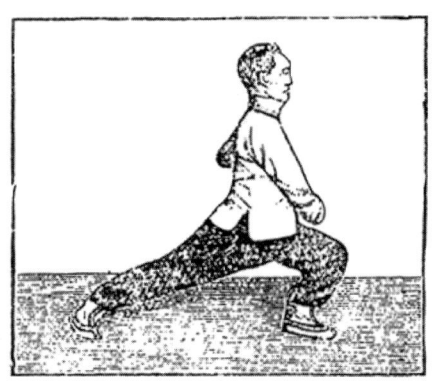

(그림 59)
제9로 제59식 팽쇄(砰鎖)

3. 분장(分掌) 동작

우장(右掌)

자세에 따라서{엄지손가락이 위에 있고, 전체 장(掌)은 세운 모양이다} 비스듬히 올라가 동남(東南)쪽 위 방향으로 공격하고{장(掌)의 손등으로 적의 귀 부위를 "후려치는(搧擊)" 의도이다}, 손을 전부 곧게 펴서 동작이 완성되는 지점에 도달할 때에 이르면, 장심(掌心)이 동북(東北)쪽으로 향한다.

좌수(左手)

주먹을 펴서 장심(掌心)이 아래로 향하도록 돌리며, 곧 장(掌)을 돌리는 기세를 타서 비스듬히 위로 몸 뒤쪽 서북(西北)쪽 방향으로 쳐들어, 어깨와 팔뚝이 평평하게 된다.{동작이 완성되는 지점에 도달할 때, 장심(掌心)이 아래로 향하고, 다섯 손가락은 약간 치켜들며, 엄지손가락은 밖으로 향한다}

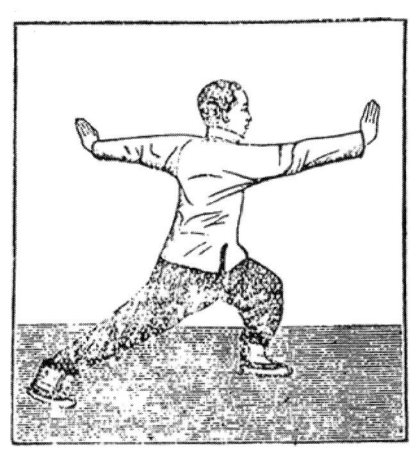

그림 60
제9로 제60식 분장(分掌)

신수(身首)

몸은 약간 동북(東北)쪽 방향으로 비틀고, 머리는 정동(正東)쪽으로 향한다.

4. 뢰권(擂拳) 동작

(주의)

제5식과 같으나, 다만 반드시 먼저 주먹을 쥐어야 한다.

양수(兩手)

먼저 주먹을 쥐며, 나머지는 제5식과 같다.

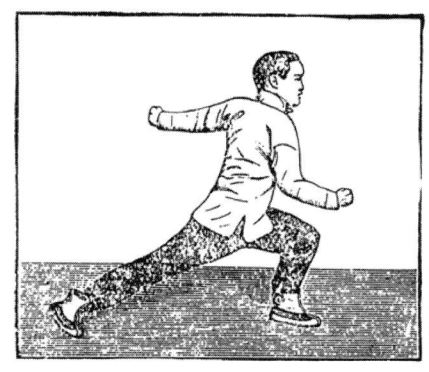
(그림 61)
제9로 제61식 뢰권(擂拳)

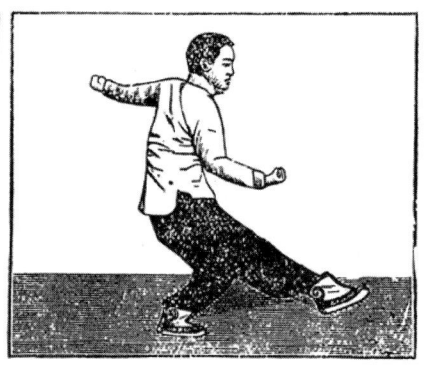
(그림 62)
제9로 제62식 촌퇴(寸腿)

5. 촌퇴(寸腿) 동작

제6식과 꼭 같다.

6. 충추(衝捶) 동작

제7식과 꼭 같다.

이어서 팽쇄(砰鎖)·분장(分掌)·뢰권(擂拳)·촌퇴(寸腿)를 하며, 즉 제59식부터 제62식까지의 좌우 수족(手足)과 방향이 서로 바뀐다.

충추(衝捶)·팽쇄(砰鎖)·분장(分掌)·뢰권(擂拳)·촌퇴(寸腿)·충추(衝捶)를 하며, 즉 바로 제58식부터 제63식까지의 원래 권식이다.

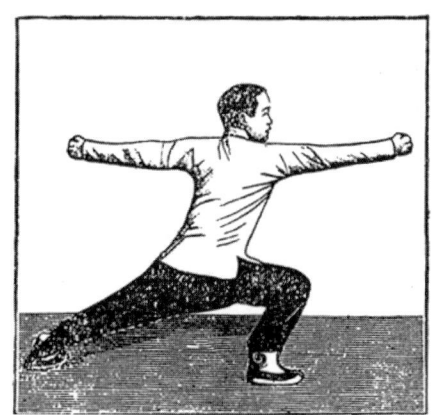
(그림 63)
제9로 제63식 충추(衝捶)

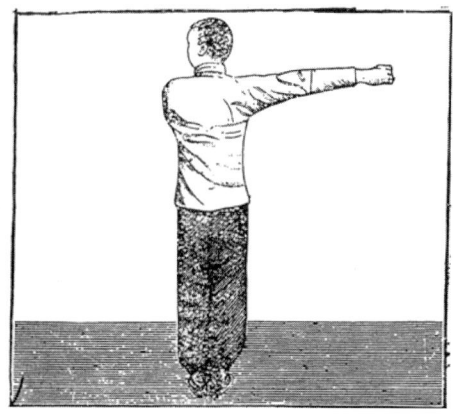
(그림 64)
제9로 제64식 입정(立正)

7. 입정식(立正式) 동작

제8식과 같다.

제 10 로

1. 충추(衝捶) 동작

제47식과 꼭 같다.

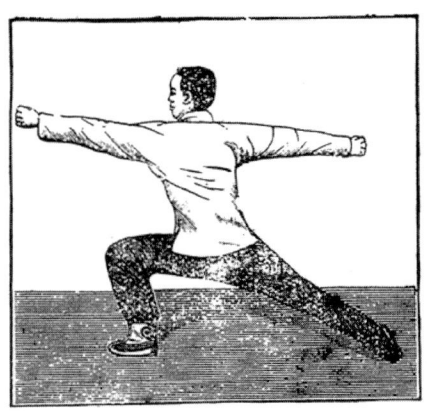

(그림 65)
제10로 제65식 충추(衝捶)

2. 기마식(騎馬式) 동작

제48식과 꼭 같다.

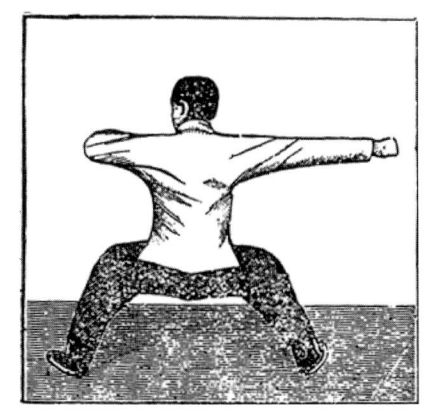

(그림 66)
제10로 제66식 기마식(騎馬式)

3. 요권(撩拳) 동작

제49식과 꼭 같다.

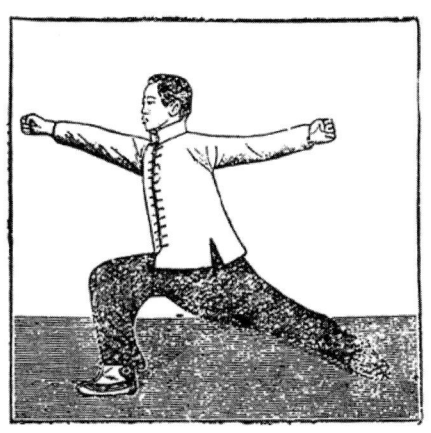

(그림 67)
제10로 제67식 요권(撩拳)

4. 뢰권(擂拳) 동작

제50식과 꼭 같다.

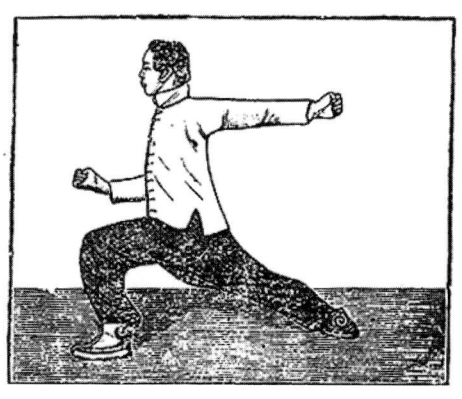

(그림 68)
제10로 제68식 뢰권(擂拳)

5. 촌퇴(寸腿) 동작

제51식과 꼭 같다.

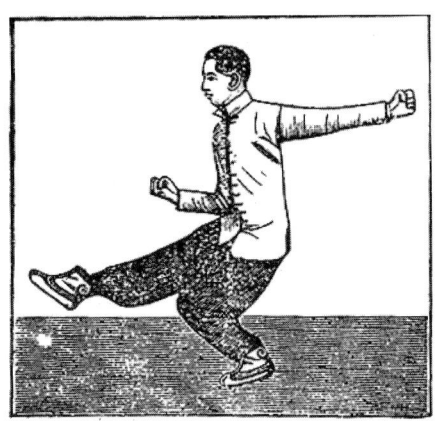

(그림 69)
제10로 제69식 촌퇴(寸腿)

6. 전심(箭鐔) 동작

우족(右足)

앞 권식의 촌퇴(寸腿) 동작이 서(西)쪽에 이르러 땅에 닿고, 발가락을 돌려서 남(南)쪽으로 향하며, 기마식(騎馬式)이 된다.

좌족(左足)

발가락을 돌려서 남(南)쪽으로 향하며, 기마식(騎馬式)이 된다.

신수(身首)

신(身)은 보(步)를 따라 돌려서, 남(南)쪽 방향으로 향하고, 눈은 우권(右拳)을 주시한다.

우권(右拳)

먼저 앞 권식의 원래 위치로부터 왼쪽 어깨 밖으로 끌어당겨 놓고서, 좌장(左掌)이 가슴 앞에 이르러 양 손이 교차하는 형태가 되려고 할 때, 곧 우권(右拳)을 돌리며 우(右) 방향으로 향하여 똑바로 뻗으며, 어깨와 팔뚝을 평평하게 하여 서(西)쪽 방향으로 공격하여, 장심(掌心)이 땅으로 향한다.{이것은 와두권(窩肚拳) 앞쪽 손의 수법과 같으므로 참고한다}

좌수(左手)

주먹을 펴서 장(掌) 형태가 되며, 앞 권식의 원래 위치로부터 아래로 내리고, 왼쪽 옆구리로부터 가로지며 복부(腹部)를 지나 오른쪽 옆구리에 이르고, 다시 올라가 양 손이 가슴 앞에서 교차되게 하며{좌장(左掌)이 밖에 있고, 우권(右拳)이 안에 있다}, 장(掌)을 뒤집어 하늘로 향하고, 힘을 들여 높이 들어올려서, 장(掌)을 정수리 앞에 위치한다.{정수리에서 약 3촌(寸)이 떨어져 있다}

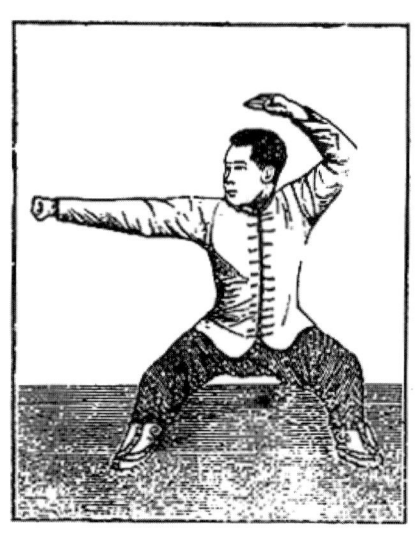

(그림 70)
제10로 제70식 전심(箭鐔)

7. 측신장(側身掌) 동작

양족(兩足)
서(西)쪽으로 향하여 돌려서 우전궁식(右前弓式)이 된다.

좌장(左掌)
먼저 장심(掌心)이 땅으로 향하도록 돌리며, 굽혀서 왼쪽 옆구리 밖에 접근하고{이때 장심(掌心)이 북(北)쪽으로 향하고, 엄지는 땅으로 향하며, 있는 힘을 다하여 뒤집어 편다}, 즉시 뒤집어 펼쳐 밀어 나가서, 어깨와 팔뚝을 평평하게 하여 눈썹과 같은 높이에 이르고, 동작이 완성되는 지점에 도달할 때, 장심(掌心)이 서(西)쪽으로 향하며, 손가락은 위로 곧추세운다.

우권(右拳)
힘을 들여 끌어당겨 돌아와서, 오른쪽 옆구리에 위치하고, 장심(掌心)이 위로 향한다.

신수(身首)
보(步)를 따라 돌려서 서(西)쪽 방향으로 향한다.

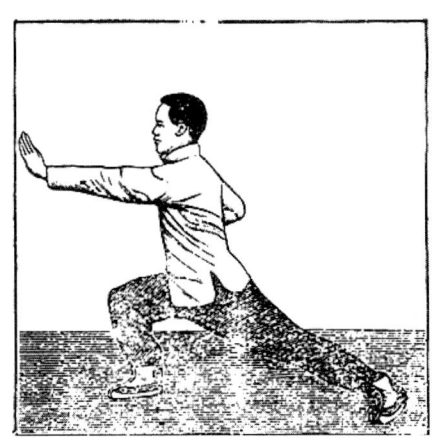

(그림 71)
제10로 제71식 측신장(側身掌)

8. 연환퇴(連環腿) 동작 {쌍비(雙飛)라고도 부른다}

(주의)

이 권식은 방법을 설명하기가 퍽 어려우나, 그러나 다만 두 개의 십자퇴(十字腿)일 뿐이다.{즉 먼저 하나의 십자퇴(十字腿)를 하고, 이 다리가 아직 땅에 닿지 않은 때를 틈타서, 허공에 뜨며 다시 하나의 십자퇴(十字腿)를 한다} 먼저 앞 권식의 왼다리 후전족(後箭足)을 앞으로 향하여 차서 나가고, 이 왼발이 아직 땅에 닿지 않은 때를 틈타서 또 오른발로써 다시 앞으로 향하여 차서 나가며, 양 발 모두 일순간 같이 허공중에 뜬다. 그러나 십자퇴(十字腿)의 동작은, 왼발을 차서 올리면 반드시 우권(右拳)을 동시에 타격하여 나가며, 그러므로 연환퇴(連環腿)의 동작은 먼저 왼발을 차고, 이때 또한 우권(右拳)을 타격하여 나가며, 허공에 떠서 오른발을 찰 때에 이르면 또한 반드시 허공에 뜬 순간에 우권(右拳)을 거두어들이며 좌권(左拳)을 타격하여 나간다. 양 손과 양 발이 동시에 허공에 떠서 동작하므로, 이것이 그 어려운 이유이다. 그러나 이 문파의 권술은 이 수법을 많이 사용하고, 또한 사용하기 가장 적합한 것이므로, 배우는 사람은 다만 어려움을 참고 해내어야 할 뿐이다.

(주의)

이 그림의 차서 오르며 가로져 평평한 것이 우족(右足)이고, 타격하여 나가서 가로져 평평한 것이 좌권(左拳)이며, 바로 두 번째의 십자퇴(十字腿)를 할 때 전신이 허공에 뜬 모습이다.

양족(兩足)

왼발을 먼저 서(西)쪽으로 향하여 차서 올리고(그림이 없음), 왼발이 아직 땅에 닿지 않은 때를 틈타서, 신속히 오른발로써 다시 서(西)쪽으로 향하여 차서 올려, 양 발 모두 허공에 뜬다.

양권(兩拳)

왼발을 아직 올려 차지 않은 때에, 먼저 앞 권식의 좌장(左掌)을 주먹으로 움켜쥐며, 왼발을 차서 올리기를 기다려 곧 좌권(左拳)을 왼쪽 옆구리로 끌어당겨 돌아오고, 우권(右拳)을 타격하여 나간다. 오른발을 올려 찰 즈음(이때 양 발은 모두 허공에 뜬다), 즉각 허공에 떠서 우권(右拳)을 끌어당겨 돌아와 오른쪽 옆구리에 위치하며, 좌권(左拳)을 타격하여 나간다.(그림과 같다)

신(身)

허공에 뜬다.(그림과 같다)

(주의)

이 권식의 끝머리는 양 발이 땅에 닿고, 여전히 우전궁(右前弓)이 된다.

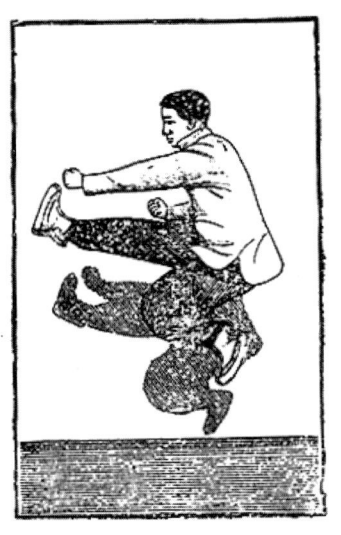

(그림 72)
제10로 제72식 연환퇴(連環腿)

9. 충추(衝捶) 동작

제56식과 꼭 같다.

이어서 기마식(騎馬式)·요권(撩拳)·뢰권(擂拳)·촌퇴(寸腿)·전심(箭鐔)·측신장(側身掌)·연환퇴(連環腿)를 하며, 즉 제66식부터 제72식까지의 좌우 수족(手足)이 서로 바뀐다.

충추(衝捶)·기마식(騎馬式)·요권(撩拳)·뢰권(擂拳)·촌퇴(寸腿)·전심(箭鐔)·측신장(側身掌)·연환퇴(連環腿)·충추(衝捶)를 하며, 즉 제65식부터 제73식까지의 원래 권식이다.

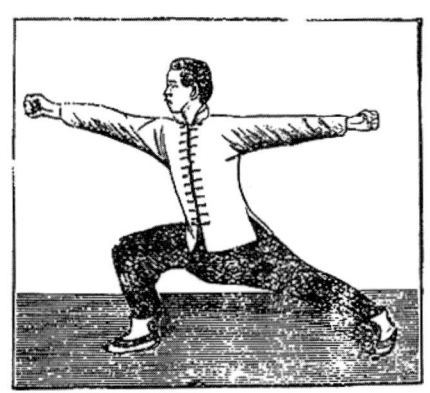

(그림 73)
제10로 제73식 충추(衝捶)

10. 입정(立正) 동작

제1식과 같다.

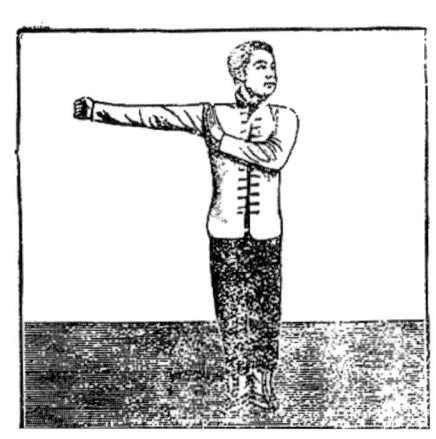

(그림 74)
제10로 제74식 입정(立正)

제 11 로

1. 충추(衝搥) 동작

제2식과 꼭 같다.

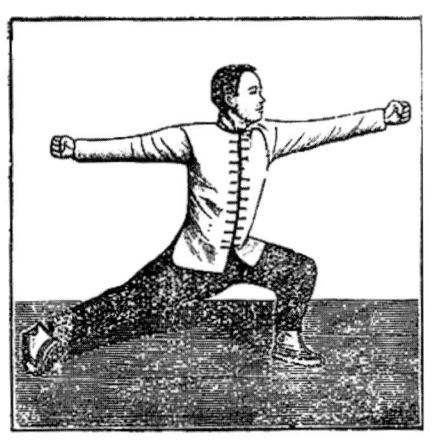

(그림 75)
제11로 제75식 충추(衝搥)

2. 전당퇴(前蹚腿) 동작

좌수(左手)

주먹을 펴서 장(掌)형이 되며 아래로 내려뜨리고, 왼다리 무릎 바깥을 지나 안으로 향하여 팔꿈치를 굽히며 "제쳐 돌려(撥)" 올려서(적의 발을 제쳐 들어올리는 용법이다), 가슴 앞에 가로놓아 장심(掌心)이 안으로 향하고, 손가락 끝은 서(西)쪽으로 향한다.

양족(兩足)

앞 권식은 본래 좌전궁식(左前弓式)이며, 왼다리 무릎이 동(東)쪽으로 향하나, 이 권식은 좌장(左掌)을 제쳐 돌리는 순간을 틈타서, 왼발이 몸 뒤쪽 정북(正北)쪽으로 향하여 비스듬히 1보를 물러나고(적이 나를 차는 것을 피한다), 오른발은 굽혀 서며, 남(南)쪽 방향 정면으로 향하는 우전궁식(右前弓式)이 된다.

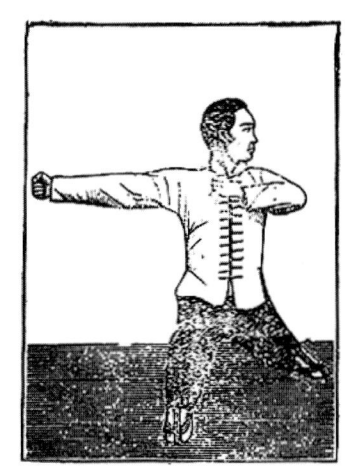

(그림 76)
제11로 제76식 전당퇴(前蹚腿)

신수(身首)

몸을 정남(正南)쪽으로 향하여 돌리고, 머리는 동(東)쪽 방향으로 바라본다.

3. 후당퇴(後蹚腿) 동작

좌장(左掌)

뒤로 향하여 "제쳐 돌린다(撥)". (적의 몸을 가로지게 압박하여 뒤로 향하여 기울어지게 하는 의도이다)

좌족(左足)

발가락을 세워 앞쪽으로 향하여 차서 나간다.{적의 발을 "걸어 가두는(勾)" 의도이다}

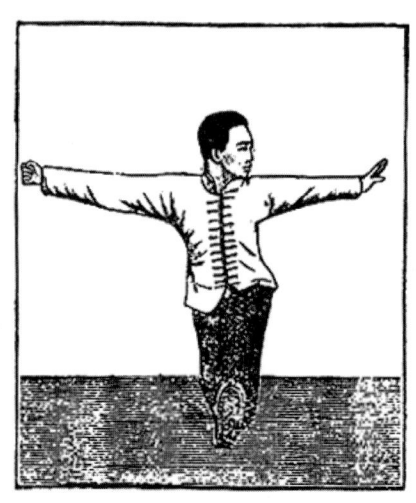

(그림 77)
제11로 제77식 후당퇴(後蹚腿)

(주의)

이 발은 반드시 다섯 발가락을 위로 곧추 세워야 하며, 이 권식의 끝 머리는 왼발이 이미 땅에 닿는다.

4. 절발(折脖) 동작

양족(兩足)

앞 권식에서 몸을 돌리며, 오른발이 동(東)쪽으로 향하여 1보를 나아가서 전궁(前弓)이 되고, 왼발은 몸을 돌림에 따라서 후전(後箭)이 된다.

우권(右拳)

보(步)를 따라서 동(東)쪽으로 가며 위로부터 힘을 들여 아래로 "누르고(壓)"{이것은 적의 "목(脖)"을 억눌러 공격하는 것이다}, 동작이 완성되는 지점에 이를 때 팔 전체를 곧게 "늘어뜨리며(垂)", "주먹 등(拳背)"이 오른다리 대퇴의 안쪽 면에 맞물린다.

좌수(左手)

주먹을 쥐며, 보(步)의 형세에 따라서 북(北)쪽을 지나 돌아서, 왼쪽 옆구리 바깥 서(西)쪽 방향에 비스듬히 늘어뜨려 위치하고, 장심(掌心)이 땅으로 향한다.

(주의)

이 그림은 뒷면이므로 우권(右拳)이 보이지 않으나, 실은 우권(右拳)

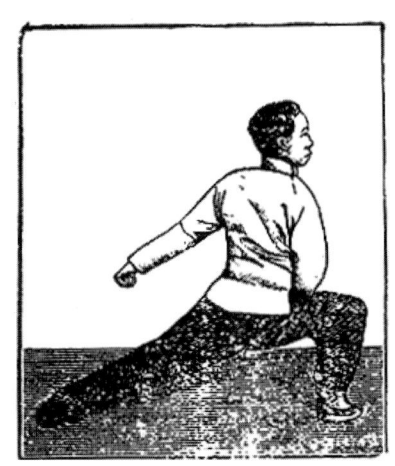

(그림 78)
제11로 제78식 절발(折脖)

이 굳건히 곧게 내려뜨려서 오른다리 대퇴의 안에 있고, 주먹 등이 오른다리 대퇴에 맞물린다.

5. 관이(貫耳) 동작

좌권(左拳)

서(西)쪽으로부터 북(北)쪽을 지나 비스듬히 올라가며, 손을 내밀어 동(東)쪽으로 향하고, 주먹 등으로써(장심이 밖으로 향하고 새끼손가락이 위로 향한다) 적의 귀에 부딪친다.

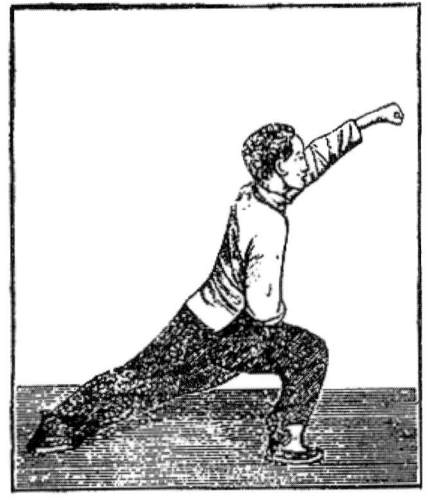

(그림 79)
제11로 제79식 관이(貫耳)

6. 충추(衝搥) 동작

제7식과 꼭 같다.

이어서 전당퇴(前蹚腿)·후당퇴(後蹚腿)·절발(折脖)·관이(貫耳)를 하며, 즉 제76식부터 제79식까지의 수족(手足)방향이 서로 바뀐다.

충추(衝搥)·전당퇴(前蹚腿)·후당퇴(後蹚腿)·절발(折脖)·관이(貫耳)·충추(衝搥)를 하며, 즉 제75식

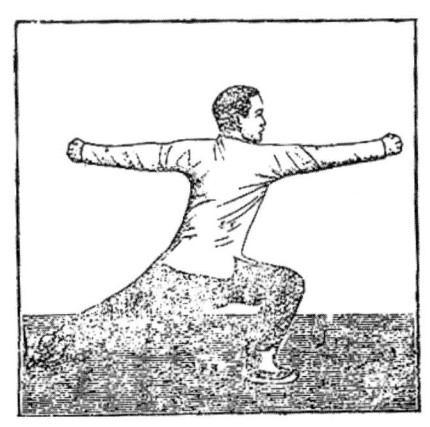

(그림 80)
제11로 제80식 충추(衝搥)

부터 제80식까지의 원래 권식이다.

7. 입정(立正) 동작

제8식과 같다.

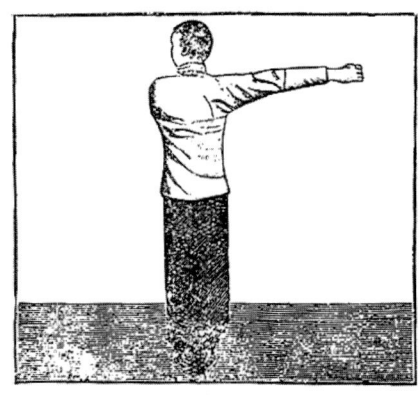

(그림 81)
제11로 제81식 입정(立正)

제 12 로

1. 충추(衝捶) 동작

제47식과 꼭 같다.

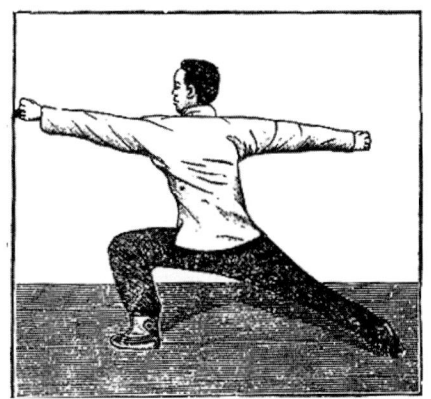

(그림 82)
제12로 제82식 충추(衝捶)

2. 요음퇴(撩陰腿) 동작

(주의)
이 권식도 요음퇴(撩陰腿 : 하음부를 걷어올려 차기)이나, 다만 양 손을 평평하게 뻗는다.

우족(右足)
서(西)쪽 방향으로 향하여 차서 나간다.(아직 땅에 닿지 않는다)

(주의)

오른발을 차서 나가면서, 우권(右拳)을 약간 돌려 장심(掌心)이 위로 향하도록 하고, 좌권(左拳)을 약간 돌려 장심(掌心)이 아래로 향하도록 하여서, 다음 권식을 위해 자세를 취한다.

신수(身首)

서(西)쪽 방향으로 향하여 돌린다.

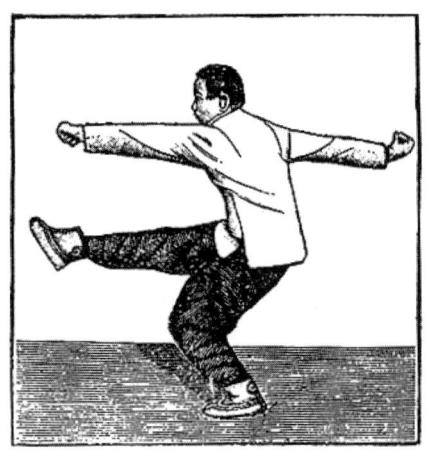

(그림 83)
제12로 제83식 요음퇴(撩陰腿)

3. 회마세(迴馬勢) 동작

우족(右足)

앞 권식으로부터 서(西)쪽으로 향하여 땅에 닿고{이때 몸의 자세는 반드시 보(步)를 따라 돌아서 동남(東南)쪽으로 향한다}, 전족(箭足)이 된다.

좌족(左足)

몸의 자세에 따라 돌아서 동(東)쪽으로 향하고, 여전히 궁족(弓足)이 되며, 발가락은 동남(東南)쪽으로 향한다.

양권(兩拳)

보(步)를 따라 가로지며 돌려서, 좌권(左拳)은 서(西)쪽으로부터 동(東)쪽으로 가리키고, 어깨와 팔뚝을 평평하게 하며, 팔꿈치를 뒤집고 장심(掌心)이 북(北)쪽으로 향한다. 우권(右拳)은 동(東)쪽으로부터 서(西)쪽으로 이르며, 팔꿈치를 뒤집고, 장심(掌心)이 북(北)쪽으로 향하며 약간 비스듬히 내려뜨리고, 호구(虎口)가 땅으로 향한다.(이 권식은 본래 중간 과정상의 수법이며, 전적으로 다음 권식을 위해 기세를 축적하는 것이다)

신수(身首)

몸은 보(步)를 따라 돌려서, 동남(東南)쪽으로 향하고, 머리는 서(西)쪽 방향으로 고개를 돌려 바라본다.

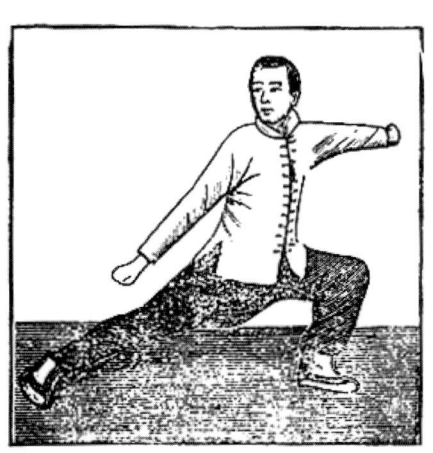

(그림 84)
제12로 제84식 회마세(迴馬勢)

4. 횡뢰권(橫擂拳) 동작

우권(右拳)
팔꿈치를 돌려 바로하며, 엄지손가락을 돌려 하늘로 향하고, 손을 쳐들어 비스듬히 올리며, 뒤집어 "밀어제쳐(撥)" 비스듬히 올리는 기세를 사용하여, "주먹 등(拳背)"으로써 적을 부딪쳐 공격하며, 이것을 횡뢰(橫擂)라고 부른다.

(주의)
이 권식은 반드시 몸의 자세와 허리힘으로써 재촉하여 보조해야 한다.

좌권(左拳)
형세에 따라서 약간 비스듬히 내려뜨린다.

양족(兩足)
제자리를 떠나지 않고, 몸의 자세를 빌어 비틀어 돌려서 우전궁식(右前弓式)이 된다.

신수(身首)
몸은 보(步)의 기세를 따라서, 허리힘으로써 비틀어 돌려 서남(西南)쪽으로 향하고, 눈은 서(西)쪽 방향으로 향한다.

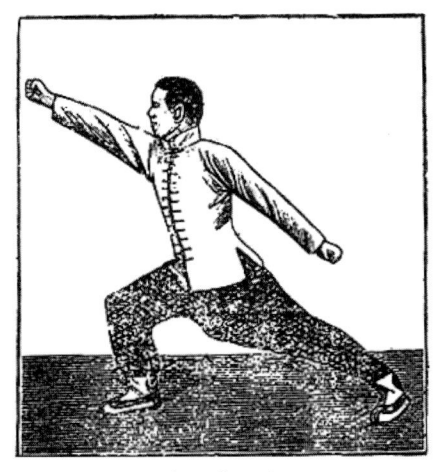

(그림 85)
제12로 제85식 횡뢰권(橫擂拳)

(주의)

앞 권식과 연결되어 관통하여 동작하나, 모범동작을 보여주기 편리하도록 두 그림으로 나누었다.

5. 요음퇴(撩陰腿) 동작

제83식의 좌우(左右) 수족(手足)을 바꾸어 운용하면 된다.

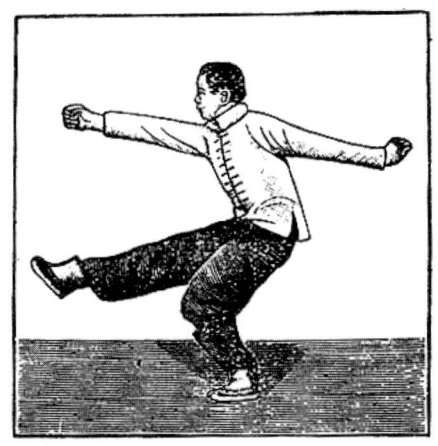

(그림 86)
제12로 제86식 요음퇴(撩陰腿)

이어서 회마세(迴馬勢)·횡뢰권(橫擂拳)을 하며, 즉 제84식과 제85식의 수족(手足)을 서로 바꾼다.

요음퇴(撩陰腿)·회마세(迴馬勢)·횡뢰권(橫擂拳)을 하며, 즉 바로 제83식부터 제85식까지의 원래 권식이다.

6. 입정(立正) 동작

제1식과 같다.

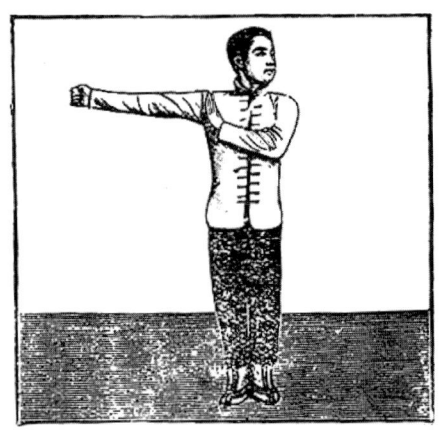

(그림 87)
제12로 제87식 입정(立正)

8년간의 기격(技擊)수련 이야기

노위창(盧煒昌)

기격(技擊 : 격투기술)을 수련하기 이전에, 내가 처했던 역경은 글로는 거의 형용할 수 없다. 약탕기는 나와 뗄 수 없는 오랜 인연을 맺기를 또한 이미 20여년이 되었고, 이때 용모는 초췌하며 식은땀을 늘 흘려서, 집안사람들이 나를 파리 같다고 부를 지경이 되어 눈길을 모았으니, 역시 당시에 생기 없고 삶의 흥취가 없었음을 알겠다. 기유(己酉)년 봄에 열병을 잘못 치료하였는데, 반년(半年)이 덧없이 지나자, 발작이 시작되어, 거의 일어서지 못할 지경에 이르고, 후에 차가운 음식을 좀 먹으면 또 설사병이 걸렸다. 정무체육회(精武體育會)가 개회되고 며칠이 지나서야 겨우 참가하여 배울 수 있은 것은 이 때문이었다. 정무체육회에 가입한 처음에는 여러 가지 장애가 있었는데, 집안사람들이 몰라주는 것은 본래 이상할 것이 없으나, 이때 나는 마침 광지학교(廣志學校)의 교장이었는데, 교직원 모두가 나의 행동을 극력 저지하였다. 나는 서양(西洋)에 관심을 둔지가 이미 오래인지라, 체육이 확실히 이로우며 해가 없음을 굳게 믿었고, 그래서 사람들의 의견을 극력 물리치고 적극적으로 수련하였으며, 올바른 도리를 집안사람들에게 알려주었다. 욕망을 억제하여 신체를 보전하려고, 혼자 거주하기를 3년에, 부지런히 거듭 단련하여 얻은 효과는 결국 예상을 훨씬 벗어났으며, 이때 친척과 친구들은 문득 그 비웃던 말투를 고쳐서, 아낌없는 칭찬으로 바뀌었다. 내가 오늘날 건강을 얻어 누리는 즐거움은, 본래 견고히 구축한 기초가 주는 선물을 거듭 받은 것이며, 그런데 기초를 완전하게 성취한 것은, 진리에 심취하여 믿은 결심 덕분이다.

기격(技擊)의 작용은, 예를 들면 기혈(氣血)을 조화시키고, 체백(體

魄 : 신체와 정신)을 견고히 하며, 근골(筋骨)을 점차 강인하게 함은, 본래 이미 모든 사람이 다 알지만, 그것이 능히 생리적으로 사람의 도덕을 증진하는 정도에 이르고, 괴로움을 참음으로서 사람의 지혜를 촉진하여 이루나, 이것을 언급하는 사람이 드문지라, 그러므로 말하지 않을 수가 없는데, 그 위대한 효용(效用)을 인멸하여 없어지게 되었다. 사람이 변덕스러운 것은, 대부분 기질(氣質)이 편향되기 때문이어서, 좋은 일을 끝까지 하지 못하고, 또한 정력(精力)이 약해지기 때문에, 진정으로 어질고 용기 있는 사람은, 기질(氣質)과 정력(精力) 두 가지가 남보다 뛰어나지 않은 사람은 될 수가 없다. 중국 사회는 날마다 덕(德)과 지(智)를 함께 호소하나, 결과는 바라는 바와 정반대가 되었으니, 이를 보면 그 또한 변질될 소지가 많으므로, 그렇게 되도록 바랄 뿐이다.

내가 권술수업에 참가한지 겨우 3일째에, 곧 온몸이 쑤시고 아프게 느껴졌고, 앉으나 누우나 편안하지 못하고, 양 무릎뼈는 고통이 더욱 심하였는데, 이때 거듭 친척과 친우들이 내상(內傷)이라는 말로써 위협하였고, 이 때가 결심이 꿋꿋하기 가장 어려웠으나, 쓸모없는 병자가 되느니 차라리 몸을 바쳐 뜻을 지키는 것이 더 낫다고 생각하였고, 그리하여 계속 연습하여 용맹하게 전진해 마지 않았다. 뜻밖에도 난관을 막 지나자 정력이 돌연히 증강되고, 종전에 괴로워서 움직이기 싫던 것이, 몇 십 일이 안되어 이미 힘차고 민첩하며 보통을 넘는 몸놀림이 되었다. 후에 여러 상황을 겪고, 교사에게 물어보니, 온몸에 기력이 없는 때가 력(力)을 바꾸어 변하는 것임을 비로소 알았다. 대개 사람이 수련을 하기 전에는 기력(氣力)이 편중하여서, 아직 체질(體質) 전부를 골고루 배치할 수 없으며, 이것을 부력(浮力 : 拙力)이라 부르는데, 일단 단련을 거쳐 사지의 동작이 빈번하면, 부력(浮力)이 지배하기 부족하여서, 그러므로 느끼기에 온몸의 관절이 몹시 아프다. 연습을 오래 하게 되면, 먹는 양이 증가하고, 힘도 증가하며, 이때 기혈(氣血)이 조화되고,

근육이 발달하며, 수련을 할 때 힘이 양 겨드랑이를 지나서 곧바로 손가락 끝에 통하고, 척배(脊背)를 지나서 양 발꿈치에 에돌아 도달하며, 정기신(精氣神) 삼자가 병합하면, 오래 수련하여도 그것이 고통스럽게 느끼지 않을 뿐만 아니라, 또한 수련할수록 그 재미가 더욱 농후함을 느낀다.

세계의 맨손체조는, 체력을 발전시키는 속도를 고려하면, 중국의 권술을 으뜸으로 여기는데, 그러나 반드시 주의해야 하는 요점이 어디에 있는지는, 수련하는 사람이 또한 알아야 한다. 사람들은 단지 사지가 힘을 발출하는 맹렬함만 알고, 그 주요한 핵심은 바로 "허리 척추(腰脊)" 부위에 있음을 모른다. 사지의 동작형식이 비록 볼 만한 것이 좀 있으나, 특히 허리힘으로써 운행해야 정신(精神)이 비로소 덧붙일 수 있으며, 그러므로 권술의 요점은 결국 정신에 있고, 형식에 있지 않다. 각종의 맨손체조는 오히려 그 반대라서, 결국에는 권술과 서로 비등하기 어려우므로, 배우는 사람은 이를 이해하면, 곧 기격(技擊)의 도(道)에 대해 깨달아 짐작할 수 있다.

맨손체조는 힘을 발출하기 가장 어려우나, 그러나 노인이나 어린이 그리고 힘이 세거나 약한 사람이라도 이를 배우는 사람 모두에게 적합하다. 정무체육회가 창립한 이래, 회원들은 이 문제를 여러 차례 문의하였고, 독자들이 가정하기를 양 주먹이 추호도 무거운 물체를 잡아 쥐지 않으면, 어찌 힘을 소모할 염려가 있겠는가라고 생각하겠으나, 배우는 사람이 설령 아주 매섭게 수련할지라도 역시 다만 그 본래부터 있는 일종의 부력(浮力)을 사용할 뿐이다. 이것을 몸이 상한다고 말한다면, 온종일 바쁘게 활동하는 중노동자는 먹고살기 위해 비록 몹시 피곤하여도 억지로 무거운 짐을 지고 질주하는 사람들인데, 머지않아 세상에서 사라지지 않겠는가. 나의 경우를 말하자면, 병을 앓는 몸으로 수련하여도 뛰어난 효과를 거두었는데, 체질이 건강하고 온전하다고 일컬는 사람이, 오히려 그래서 부상을 입었다면, 그것을 누가 믿겠는가. 중국의 지식인들은 항상 근거도 없이 사물을 논하기 좋아하여서, 당초에 그것이 적절한지 여부를 헤아리지 않고, 틀린 것이 거듭되어 옳은 것으로 되어 버리며, 진리가 분명하지 못하고, 권술은 나날이 파묻혀 버리니, 이런 사람들의 영향을 받지 않았다고 말할 수 없다.

권술을 수련한 사람 다수가 세상의 책망을 받는데, 그 이유를 고찰해 보면, 천박하게 배운 사람이 재주를 믿고서 남을 업신여기기 때문이기도 하다. 그럴 수 있기에, 정무회(精武會)가 창립된 처음에는, 도적질 배우기를 제창하느냐고 어떤 사람이 질책하였는데, 내가 말하기를 권술은 온갖 기예 중의 하나이며, 문(文)을 배우는 것과 같이 누구나 배울 수 있다. 무(武)를 배우는 사람이 도적이 됨을 방지하려고 권술을 폐기하면, 또한 장차 문(文)을 배우는 사람이 도적이 됨을 방지하려고 문학을 폐기하는가. 도적도 밥을 먹는 사람인데, 인류가 밥을 먹고 도적이 됨을 두려워하여서, 장차 결국 단식하여 죽게 한다면, 세상에 어찌 이런 이치가 있겠는가. 이것이 이치에 맞지 않는 말임은 당연히 자명하다. 다만 내가 두려워서 걱정하는 바는, 천박하게 배운 사람들이 권술의 심오한 정수(精髓)를 이해하지 못하여, 걸핏하면 경솔하게 사람을 업신여겨서, 사회에 비난받을 구실을 주는 것이다. 정무회(精武會)의 규정에, 월(月) 회비는 많이 받고 년(年) 회비는 값싸게 받는다는 조항이 있는데, 바로 그래서 배우는 사람의 조예(造詣)를 촉진하고, 이해(利害)관계로써 알려주며, 용맹을 좋아하고 모질게 다투는 성질을 제거한다. 과연 8년 동안 회원 모두가 신중히 조심하여 예(禮)를 지키고, 결코 핑계를 대어 남을 능욕하는 행동이 없었으니, 이것은 다른 것이 아니라, 권술의 깊고 미묘한 신비를 말한다. 너무 지나치게 자신만만해서는 안 되고, 그 생리적인 발육을 촉진하며, 그 사람의 덕성(德性)을 알지 못하는 사이에 함양시키고, 지엽적인 것과 근본적인 것을 함께 다스리니, 그 효과는 바로 이와 같다. 이에 앞서 각 방면의 질책은, 더욱이 응당 사람을 깊이 생각하게 하는 데에 도움이 된다고 여겨야 함은, 내가 일찌기 학생들에게 공표하였으니, 서로 경계하며 노력해야 한다.

  권술수련에서 꺼리는 바는, 한 면만을 고집하는 것이며, 늦게 자는 것도 또한 당연히 금해야 하는 바이다. 권술을 매우 좋아하는 회원이 오래 지속할 수 없는 것은, 대부분 잠을 제대로 못자서 초래하게 된 것이며, 그 뜻을 완수할 수 없으니 심히 애석하다. 배운지 1년이 되면, 기초가 이미 서는데, 그러나 욕심을 많이 부림을 가장 꺼리며, 대개 욕심을 많이 부리면 자세가 바르지 못하고, 자세가 바르지 못하면 힘이 늘기 어렵다. 권술을 수련할 때 일종의 맹렬하고 사나운 태도가 없으면, 비록 각종 무예에 모두 능숙할지라도, 마치 알맹이는 버리고 쓸모없는 것만 가지는 것과 같다. 배우는 사람이 만약 한 가지 기예를 굳게 지킬 수 있고, 그 정화(精華)를 반드시 모두 가려내며, 오랜 시일이 지나면 마음속으로 깨닫고 이해하여서, 관련 있는 다른 것까지 아니, 한 가지 기예에 정통하면 다른 기예도 정통한다. 날씨가 불시에 더웠다 추웠다 할 때마다, 배우는 사람은 기예에 대하여 싫어하는 마음이 쉽게 생겨나며, 이것은 아마도 생리작용 때문일 것이고, 배우는 사람이 본래 바라던 것이 아니다. 이때 결코 연습을 중지해서는 안 되고, 같이 배우는 사람들이 연습하는 것을 매일 반드시 부지런히 관찰하여서, 그 이미 나태한 정신을 분발함으로써 더욱 반드시 힘써 스스로 수련한다. 모세혈관의 배출작용에 의지하여 그 내부의 기능을 순조롭게 하는데, 내가 감기에 걸린 적이 있으나, 모두 다 이 방법으로써 건강을 회복하였다. 그러나 오한(惡寒)이 들면 머리가 무겁고 다리에 맥이 없어, 힘을 발휘하기 가장 어렵고, 억지로 참게 하면서 반드시 땀을 계속 흘려야 하며, 땀이 나면 곧 옷을 더 입고, 땀이 스며들어 발산되게 하면, 이때 온몸이 마치 무거운 속박에서 벗어난 듯이 느껴지며, 상쾌하여 바야흐로 신선이 되려

한다. 다만 사람이 강하거나 약하거나를 막론하고, 연습을 언제 하는지를 막론하고, 땀이 나면 바람을 맞는 것은 좋지 않으며, 옷을 더 입은 후에야 비로소 조용히 앉는다.

정무회(精武會)의 훈련을 받는 사람은, 반드시 담퇴(潭腿)로써 근골(筋骨)을 단련하는 제1보로 삼으며, 같은 또래의 노련한 수련자들도 그 정묘(精妙)함을 모두 짐작하여 아는 것 같다. 매일 연습을 시작하거나 혹은 운동회를 열 때마다 먼저 반드시 담퇴(潭腿)에 모든 힘을 바쳐 함으로써 기혈(氣血)을 북돋워 사지에 운행한다. 내가 회원들을 찬찬히 살펴보니, 그 중에 진보가 빠른 사람은 대부분 담퇴(潭腿)에서 힘을 얻었으나, 그렇지 않은 경우에는 결국 중등(中等)과정을 마칠 때가 되어서 성적이 도리어 초등(初等)과정보다 훨씬 못한 사람이 있었다. 담퇴(潭腿)의 효용이 웅대함은 실로 경탄을 자아내기 충분하고, 감히 잠시라도 멀리해서는 안 된다. 그 수법은 12로(路)로 나누고, 매 한 로(路)의 동작 모두는 수련하는 사람의 사지와 어깨 팔뚝 척배(脊背) 폐부위 허리부위 배부위 그리고 손가락 발꿈치 등의 근육을 발달시킨다. 그 동작은 간단하고, 서너 가지 수법으로써 사지를 좌우로 되풀이하여 연습시키며, 조금도 두뇌를 과도하게 쓰지 않고, 특히 사람으로 하여금 정신을 집중하게 한다. 내가 처음 연습할 때는 그 형식은 얻었으나, 아직 오묘함을 알지 못하여서, 아무래도 소홀히 하여 경시하였는데, 대개 어려운 것을 두려워하고 쉬운 것을 좋아함은 사람의 일반적인 도리이다. 배워도 진보가 없음을 모른다면 정말로 이것은 잘못이다. 무예를 배우는 초기에, 수법이 힘을 발휘할 수 없을 때마다 곧 쓸모없다고 여기나, 이것이 바로 내 몸 근육의 약점인 것을 모른다. 만일 부지런히 참가하여 고통을 참으며 단련하여서 세월이 쌓이면, 혈관이 확장되고, 근육이 발달하며, 힘이 저절로 생겨나고, 처음으로 심오한 경지를 엿보고 나면 곧 일종의 유쾌한 기분을 느끼나, 글로는 설명할 수 없다. 이때 마음에

깨달음이 있어, 끝까지 인내하여 해내면, 힘을 발휘하기 순조로울 뿐만 아니라, 손가락 끝으로 곧장 관통한다. 그러므로 주먹이 도달하면 그 힘이 정해진 지점에 곧장 내쏘며 그리고 돌아오는데, 만약 돌연히 끌어당겨서 물러나게 하면, 정해진 지점에 도달할 때 근골(筋骨)이 휙 소리가 나고, 온몸의 혈맥(血脈)이 그것으로 인해 진작되어, 정신상으로 일종의 불가사의한 감각을 느끼며, 이것은 무예에 입문하는 제2보이다. 그러나 결국 상반신은 힘이 집중되어 강하다고 느끼나, 하반신의 보(步)가 허약하여 들뜨면, 힘을 발휘할 때 항상 몸이 매달린 깃발처럼 흔들거리는 아쉬움이 있으나, 허리힘을 어찌 운용하는지를 계속하여 물어 자세한 내용을 알고, 밤낮으로 도리를 탐구하면, 점차로 진보된 경지를 얻는다. 무예를 수련할 때 기세(氣勢)가 맹렬하여 사나울 뿐만 아니라, 또한 발꿈치도 굳건하고, 허리힘을 발휘해내며, 사지가 모두 절도 있게 통제를 받으면, 상지(上肢 : 팔)가 앞으로 돌진하고, 하지(下肢 : 둔부 대퇴 소퇴 발)가 뒤로 지탱하며, 중부(中部)가 굳건히 안정되어서, 몸이 흔들리거나 발이 흐트러지는 폐단을 모두 없애니, 이것은 무예에 입문하는 제3보이다. 그러나 무예를 전수하는 사람이 할 수 있는 일은 이미 이것으로 다하였다. 나는 여전히 적극적으로 단련하여서, 담퇴(潭腿)를 한 로(路)씩 시험해 보았는데, 기세를 북돋아 운행하여서, 끝나는 대로 비로소 기세를 느슨히 하였다. 설령 추운 날씨일지라도 두 로(路)를 수련하게 되면, 이미 뚝뚝 떨어질 정도로 땀이 나고, 여섯 로(路)를 수련하게 되면, 이미 피로하여 버틸 수 없는데, 가르치는 사람이 이를 보고서 기(氣)를 수련하기 시작하는 것이라고 말하였고, 기력(氣力)이 이미 이 때문에 모르는 사이에 자라난다고 하였다. 지금 한창 이 방법을 준수하여 수련하는데, 훗날 만약 얻는 바가 있으면, 응당 다시 붓을 들어 독자들께 알리겠다.

  담퇴(潭腿)의 수법이 많지 않으나, 권술의 정수(精髓)를 적잖이 포함해 있다. 연습하는 처음에는, 대개 이 파(派)가 참장공부(站樁功夫)를 하지 않아 실제 효과를 기대하기 어렵다고 비난하나, 뜻밖에도 효력이 있는 곳은 참장공부(站樁功夫)를 몇 배나 능가 하고, 더우기 배우는 사람들의 흥미를 일으킬 수 있으며, 이로써 그 진보를 재촉하여 빨리 이룸을 모른다. 이것은 그 경지를 몸소 체험한 사람이 아니면 그 묘한 점을 이해할 수 없다. 참장(站樁)이라는 것은, 양 발이 좌우로 보(步)를 벌리고, 몸이 아래로 앉아서, 담퇴(潭腿)의 기마식(騎馬式)과 같으며, "허리 힘(腰力)"을 내려서 양 다리에 집중해야 하고, 이에 의해서 그 보무(步武)를 굳세고 안정되게 한다. 처음 배우는 사람은 그 재미없어 무미건조함을 불평할 뿐만 아니라, 공(功)을 이룬 사람도 그 불균형을 꺼리며, 대개 발을 멈춰서고 보(步)를 벌리지 않거나, 간혹 뛰어오르면, 그 견고하게 안정되는 효능을 모두 잃는데, 상반신이 아직 힘을 발휘하지 않기 때문이다. 담퇴(潭腿)가 혹은 한쪽 발을 들거나 혹은 전신을 뛰어 오르며, 온몸의 힘을 지배하여서, 몸의 각 부위가 자립(自立)하는 효능을 양성하는 편이 낫고, 순식간에 다만 한쪽 발의 발가락이 땅에 닿기만 하면, 곧 전신을 지탱할 수 있다. 담퇴(潭腿) 12로의 동작을 자세히 고찰하면, 대개 양 다리에 힘을 주며, 그 중에서도 촌퇴(寸腿 : 낮게 차는 다리)가 많은데, 발을 찰 때 발끝의 높이는 보통 1척(尺)을 넘으므로, 촌(寸)으로써 이름 짓는다. 발을 찰 때 땅에 붙인 발은, 땅에서 떨어진 발과 비교하여 힘을 많이 들이고, 만약 그렇지 않으면 전신이 흔들리거나 혹은 앞으로 기울어지는데, 처음 배우는 사람이 방금 발로 차고서 곧 바야흐로 앞쪽 발을 땅에 붙이려 하고, 뒤쪽 발은 몸 전체를 지탱할 힘이 없기 때문이다. 지탱하는 힘이 많아야 한다는 것이 아니라 균등함에 달려있고, 대개 힘이 균등하면 발뒤꿈치와 발부리(발끝)가 서로 호응하며, 뒤쪽 발꿈치가 땅에서 떨어지면, 곧 앞쪽 발부리가 힘을 발휘하여서 지탱하고, 뒤쪽 발꿈치가 앞쪽 발부리에 협동하여 호응함도 역시 그러하며,

발뒤꿈치와 발부리가 모두 땅에 닿으면, 굳건히 안정된 보무(步武)가 완성된다. 촌퇴(寸腿) 이외에 십자퇴(十字腿)가 있는데, 그 발출하는 힘은 특히 땅에 붙여 선 뒤쪽 발에 치중한다. 이 밖에 제8로의 천심퇴(穿心腿)와 제10로의 연환퇴(連環腿)는, 그 발출하는 힘이 모두 발뒤꿈치에 모인다. 배우는 사람은 먼저 양 다리 각 관절의 뼈마디에 연결된 근육을 매일 잡아당기고 펴서 탄성(彈性)이 형성되도록 해야만 사용할 때 반드시 꼭 알맞게 된다. 제11로의 후당퇴(後蹚腿)는, 힘을 발출할 때 대퇴(大腿)의 힘을 운용하지 않으면 공(功)이 되지 않으며, 발꿈치로써 사람을 차는데, 그러므로 사용할 때 반드시 먼저 발부리를 위로 바싹 꺾어서, 촌퇴(寸腿)의 발부리가 아래로 누르는 것과는 반대가 된다. 대개 발부리를 위로 꺾으면, 정강이뼈의 옆 근육이 돌출하여서, 정강이뼈는 이에 의해 엄호되어, 사람을 차더라도 고통을 당하지 않게 된다. 이것은 담퇴(潭腿) 12로 중 다리를 운용하는 대략의 방법이다.

　제1로 제4식의 요권(撩拳)동작은 세(勢)를 얻기 가장 어려운데, 몸이 손과 보(步)를 따라서 비틀어 돌린 이상에는, 약간 힘을 들이면 곧 몸이 비스듬히 기울어 힘이 나지 않고 또한 요권(撩拳)을 정해진 지점에 꼭 맞게 도달할 수 없어서, 실용상의 효능을 전부 잃게 된다. 치우침을 바로잡고 결함을 없애는 방법, 비스듬히 올려서 뒤쪽으로 향한 왼손에 별도로 온 정신을 집중하지 않을 수 없다. 처음 배우는 사람의 동작이 이 권식에 이르렀을 때를 내가 이전에 면밀히 관찰해 보니, 왼손을 아래로 가라앉힌 후 위로 향하여 자세를 취하여서 어깨와 위 팔뚝이 수평 모양이 되도록 할 수 없었고, 심지어 어깨와 위 팔뚝을 비틀어 돌려서, 장심(掌心)이 북(北)쪽으로 향하지 않고 돌려서 남(南)쪽으로 향했는데, 이것은 요권(撩拳)에 영향을 주는 큰 결함이다. 대개 권술의 용법은 사지와 몸체를 연결하여 서로 호응되게 하는 방법일 뿐이고, 왼손은 오른손이 위로 "치켜 올릴(撩)" 때에 세(勢)를 취하여 그 멈추어야 하는 끝 지점에 신속히 도달할 수 있도록 하여서, 힘을 발휘함이 그 균등함을 잃지 않도록 하면, 요권(撩拳)동작은 자연히 꼭 알맞게 될 수 있다.

담퇴(潭腿)의 각 로(路) 마다 수식(收式) 또한 중요한 실마리가 있는데, 그 왼손을 높이 들어올려 오른쪽 어깨에서 내리는 동작은, 실은 우권(右拳)을 운용하여 적을 제압하려 하여서, 먼저 좌장(左掌)으로써 탐색하고, 오른손이 위로부터 앞으로 내밀면, 어깨와 위 팔뚝을 평평하게 하여 타격해 나간 우권(右拳)을 상대방의 손도 반드시 위로 맞이하므로, 결국 상대방의 가슴에 곧바로 도달한다. 만약 상대방이 먼저 습격하면, 여전히 좌장(左掌)으로써 아래로 누를 수 있고, 그리고 우권(右拳)이 평평하게 돌진하거나 혹은 위로 받쳐 올리는데, 모두 내 마음대로 운용한다.

제2로의 동작은 세 가지인데, 모두 사지와 몸체가 서로 협동하여 호응해야 비로소 쓸모가 있고, 와두권(窩肚拳)의 힘을 발휘함은 마치 활시위를 잡아당기는 듯한 뒤쪽 손에 전부 달려있고, 허리 보(步) 권(拳)의 힘을 발휘함은 경(勁)을 잡아끌어 되돌리게 하는 왼쪽 어깨와 위 팔뚝에 전부 달려있고, 십자퇴(十字腿)의 능히 굳건히 서서 안정됨도 역시 팔꿈치를 가라앉혀 잡아끌어 되돌리는 오른쪽 어깨와 위 팔뚝에 달려있으므로, 배우는 사람이 만약 상세히 파악하여 방법에 따라 힘써 행하면, 자연히 심오한 도리를 쉽게 알 수 있다.

제4로 담퇴(潭腿)의 장(掌)을 운용하는 방법은, 처음 배우면 어디에서 힘을 발출하는지를 알기 가장 어려운데, 대개 함께 포갠 네 손가락을 위로 곧추세우지 못하면, 장(掌)을 운용하는 효력을 전부 잃는다. 배우는 사람이 장(掌)을 나가 있을 때에, 시험삼아 힘을 들여 네 손가락을 위로 곧추세우고, 겨드랑이 아래에 근접한 팔뚝 근육을 다른 손으로 만져보면, 네 손가락을 아직 곧추세우지 않은 이전보다 틀림없이 비교적 단단한데, 바로 장력(掌力)이 사실은 이 근육이 발출하여서 힘이 장(掌)의 가장자리에 곧바로 도달하게 함을 깨닫는다. 마음먹은 대로 실제 사용을 잘 하도록 하려면, 엄지손가락은 반드시 장심(掌心)에 바싹 달라 붙여야 하는데, 상대방에 부딪쳐서 오히려 자신이 부상을 당할까 우려하여, 이를 감추어 영향을 받지 않도록 하는 것이다.

제3로 담퇴(潭腿)의 제16식 벽권(劈拳)이 발출하는 힘은 전부 위 팔뚝 근육을 운용하고, 팔꿈치는 절대로 구부려서는 안 되며, 왼손이 회전하여 서(西)쪽 방향 몸 뒤로 향할 때에, 우권(右拳)은 높이 들어올려서 동(東)쪽에 이르며 "후려 찍어(劈)" 내리고, 그 동작 모두 어깨의 관절로써 중추(中樞 : 樞紐)로 삼으며, 만약 팔꿈치를 구부리면 그 힘은 팔꿈치에 도달하자마자 멈추어서, 벽권(劈拳)은 곧 쓸모가 없어진다.

제7로의 탄권(彈拳)은, 그 탄력(彈力)의 크기는 항상 앞 권식인 전권(輾拳)이 발출하는 힘의 크기를 보아서 가늠하고, 가령 전권(輾拳)이 후려 찍어 왼쪽 옆구리로 향할 때에, 힘을 들여서 자세를 취할 수 있으면, 탄권(彈拳)의 돌이켜 뻗어 펴는 힘이 반드시 빠르며 맹렬하고, 이 권(拳)이 단지 팔꿈치의 힘을 운용하면서 만약 위 팔뚝이 적게 움직이면, 그것은 탄권(彈拳)이 아니다. 제9로의 팽쇄(碰鎖)도 역시 그러한데, 그 다음 권식인 분장(分掌)의 힘도 또한 부딪쳐 누르는 손에 전부 의지하여 자세를 취하면, 비로소 운용이 빠르며 맹렬할 수 있다.

제12로 담퇴(潭腿)의 수법은 아주 간단하여서, 배우는 사람들의 다수가 소홀히 여기나, 그 정수(精髓)를 간직한 내용은 각 로(路) 담퇴(潭腿)의 공(功)을 총괄하여 권술의 기본적인 힘을 양성함을 모르고 있다. 그 보(步)를 나아가는 횡뢰(橫擂)의 수법은, 인체의 광배근(廣背筋)과 양 팔뚝의 삼두근(三頭筋)(인체가 힘을 발출하는 총괄적인 중추이다)을 확장할 수 있을 뿐만 아니라, 동시에 어깨 힘을 촉진하여 보조하는 허리부위가 거듭 극도로 발전하여, 오랫동안 끝까지 해낼 수 있도록 하며, 그 공용(功用 : 효용 기능)을 완수하면, 여러 기예의 심오한 도리는 이미 십중팔구는 얻었다고 여긴다. 이 로(路) 담퇴(潭腿)의 힘을 얻는 곳은, 보(步)를 나아갈 때 앞쪽 발이 곧게 뻗었다가 굽히고 뒤쪽 발이 굽혔다가 곧게 뻗는 데에 있으며, 동시에 허리부위는 안으로 숙이다가 밖으로 비틀고, 지체(肢體) 모두 그 힘을 발출하는 고정된 지점을 얻으면, 비로소 꼭 알맞게 잘 할 수 있으나, 그렇지 않으면 단지 형식만 갖추어서 실제로는 쓸모가 없다.

  내가 경험한 바를 종합하여 말하자면, 반드시 권술을 체육의 중요한 항목으로 삼아야 하는 것은 본래 이유가 있는데, 대개 근래에 학교에서 채용하는 맨손체조나 기계체조가 체력을 발전시킬 수 없다는 것이 아니라, 단지 그 지체(肢體)를 운용하는 방법을 자세히 고찰하면, 항상 힘을 운용하되 기(氣)을 운용하지 않아서, 권술과 같지 않다. 권술은 단숨에 이루어 내며 그 지체(肢體)를 운용할 뿐만 아니라 또한 그 호흡을 촉진하여 기혈(氣血)을 순환시켜 두루 통하고, 또한 변화가 끝없이 계속되어서 배우는 사람의 흥취를 늘릴 수 있으며, 정당한 방위(防衛)를 할 수 있고, 세상 사람들의 수명을 늘리며, 효능이 무궁하니, 글로는 상세히 표현할 수 없고, 다만 능숙하게 배운 사람이 전심전력하여 체득함에 달려있을 뿐이다. 특히 진보가 있은 것은, 내가 조석으로 탐구하기를 조금도 그만두지 않았더니, 과연 이 권술로써 내가 온갖 어려움을 제거하는 중요한 관건으로 삼을 뿐만 아니라, 고치기 어려운 질병도 이에 의해 회복하였고, 정신 또한 이로써 진작시켰는데, 근골(筋骨)을 단련하는 것은 단지 작은 일일 뿐이다.

부 록

十路彈腿
십로탄퇴

탄퇴(彈腿)는 굽혔다 폈다 하는 퇴법(腿法) 위주의 전통권술이다. "다리(腿)"를 동작함이 빠르게 굽히고 펴며, 무릎을 펴서 지탱하고, 발등을 팽팽하게 펴서 힘을 주며, 힘이 발끝에 도달하고, 모습이 "용수철(彈簧)"을 닮아서 탄퇴(彈腿)라고 한다. 담(潭)과 탄(彈)은 중국어 발음이 같아서 혼용하기도 하며, 십로탄퇴(十路彈腿)는 원래 회교도(回敎徒) 중에 널리 퍼져 전하였다.

탄퇴(彈腿)의 동작은 간단하여 배우기 쉽고, 모양이 꾸밈이 없다. 매 한 로(路)의 탄퇴(彈腿)는 곧바로 오고 곧바로 가며, 좌우가 대칭되고, 한 로(路)씩 연습하거나, 또한 전체 로(路)가 연결되어 연습하며, 장소의 크기에 따라서 연습한다. 연습 전에 신체 각 부위를 이완하는 활동을 하고서 연습하며, 연습은 느리다가 빨라지고, 점차로 힘을 들이며, 동작이 과도하게 맹렬함을 극력 삼가야 한다. 연습을 마친 후 신체 각 부위 관절을 이완하는 활동을 충분히 하여서 피로를 회복한다.

무술격언에 "손은 좌우의 여닫이 문이고, 모두 다리에 의해 상대방을 타격한다(手似兩扇門, 全憑腿打人)"라는 말은, 손으로써 방어하여 지키거나 유인하거나 엄폐하는 기능을 발휘하고, 주로 다리로써 공격하는 기능을 발휘한다는 뜻이며, "권을 수련하되 다리를 수련하지 않으면 멍청이 같다(練拳不練腿, 如同冒失鬼)"라고 한다.

탄퇴(彈腿)의 동작은 힘을 발출함이 용맹하고, 빠르며 힘이 있고, 자세가 완정하여서, 무술기초훈련에 알맞다. 탄퇴(彈腿)연습은 다리부위의 힘과 속도를 증강하고, 체력 인내력 민첩함 등과 신체의 협조능력을 배양한다.

기본동작

수형(手型)

1. 권(拳)
주먹을 꼭 쥐며, 손목은 곧게 편다.(그림 1)

2. 장(掌)
엄지는 굽혀서 호구(虎口)에 바짝 붙인다.
(그림 2)

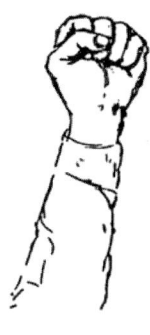

(그림 1)

3. 구(勾)
엄지 식지 중지를 바짝 모아 쥐고, 힘을 들여 손목을 굽힌다.(그림 3)

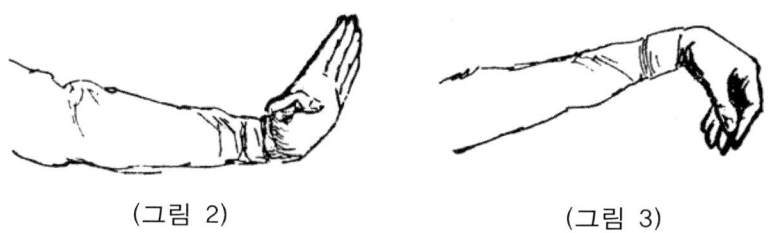

(그림 2)　　　　　　　(그림 3)

보형(步型)

1. 궁보(弓步)
앞쪽 발의 발끝을 조금 안으로 꺾어 들이고, 무릎을 굽혀서 무릎과 발끝이 수직이며, 뒤쪽 다리는 무릎을 곧게 펴고, 발끝을 안으로 꺾어 돌리며, 상체는 앞쪽으로 비스듬하다. 가슴을 "펴고(挺)", 허리를 "낮추며

(塌)", "둔부(髖 : 샅)"를 "가라앉힌다(沉)".(그림 4)

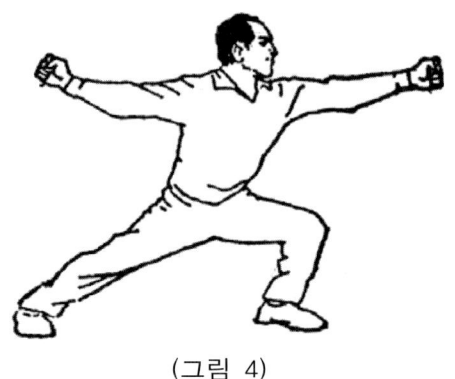

(그림 4)

2. 정보(丁步)

양 다리는 무릎을 굽혀 반쯤 웅크려 앉으며, 한쪽 다리에 중심(重心)을 두고 발을 땅에 붙이며, 다른 쪽 발은 발끝이나 발바닥을 땅에 붙이고, 무릎을 중심(重心)이 실린 다리의 무릎에 붙인다. 가슴을 "펴고(挺)", 허리를 "낮추며(塌)", 허실(虛實)을 분명히 한다.(그림 5)

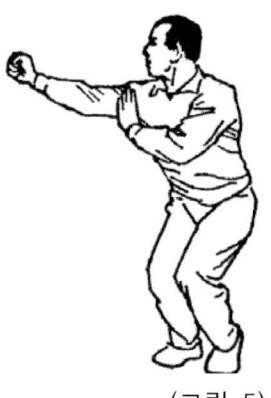

(그림 5)

3. 헐보(歇步)

양 다리가 교차하며 반쯤 웅크려 앉고, 앞쪽 발은 발바닥 전체를 땅에 붙이며 발끝을 밖으로 벌리고, 뒤쪽 발은 발바닥 앞부분을 땅에 붙이며 무릎을 앞쪽 다리 아랫다리 바깥 측에 가까이 붙인다. 가슴을 "펴고(挺)", 허리를 "낮추며(塌)", 양 다리는

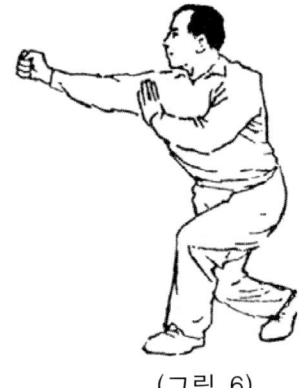

(그림 6)

접근하여 바짝 붙인다.(그림 6)

4. 허보(虛步)

양 발을 전후로 벌려 서고, 뒤쪽 발의 발끝은 밖으로 벌리며 무릎을 굽혀 반쯤 웅크려 앉고, 앞쪽 발은 발끝이 땅에 닿으며 발등을 팽팽히 펴서 지탱하고, 발끝은 조금 안으로 꺾으며, 무릎은 조금 굽힌다. 양 다리는 허실(虛實)을 분명히 한다.(그림 7)

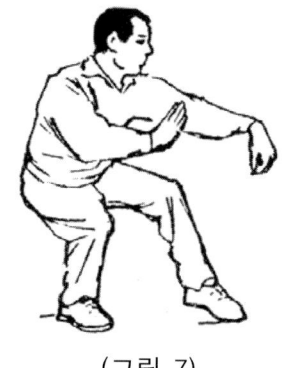

(그림 7)

5. 부보(仆步)

양 발을 좌우로 벌려서, 한쪽 다리는 무릎을 굽혀 완전히 웅크려 앉고, 둔부가 아랫다리에 접근하며, 발바닥 전체가 땅에 닿고, 발끝과 무릎을 밖으로 벌리며, 다른 쪽 다리는 곧게 펴서 평평하게 엎어지고, 발끝을 안으로 꺾으며, 발바닥 전체를 땅에 붙인다. 가슴을 "펴고(挺)", 허리를 "낮추며(塌)", "둔부(髖 : 샅)"를 "가라앉힌다(沉)".(그림 8)

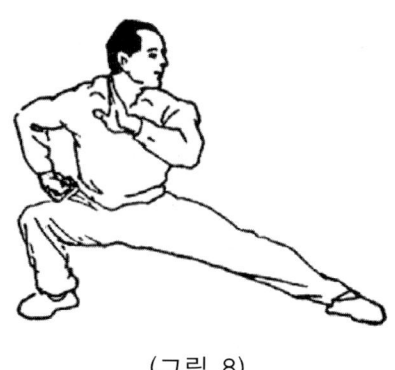

(그림 8)

퇴법(腿法)

1. 탄퇴(彈腿)

 다리를 올리려면 반드시 먼저 무릎을 굽혀서 올려야 하며, 충분히 굽히지 않으면 다리를 뻗는 탄력이 없다. 무릎을 굽힌 후 무릎관절이 위나 아래로 오르내리거나 혹은 좌우로 비뚤지 않고, 공간에서의 위치를 안정시켜야 하며, 아랫다리를 "튕겨(彈)" 나가는 동작은 시원스레 신속히 힘을 발출하고, 촌경(寸勁)을 드러낸다. 탄퇴(彈腿)수련은 일반적으로 먼저 한쪽 다리를 지탱하여 서고, 손으로 고정된 물체를 붙잡아 몸을 곧고 바르게 세우며, 과(胯 : 허리와 다리 사이의 연결부위)를 내보내지 않고 아랫다리가 민첩하며, 높이는 적당하고, 그 다음에는 양손을 허리에 대고 1보를 나가며 다리를 튕겨나가고, 그 후에는 보(步)를 나아가며 탄퇴(彈腿)하면서 동시에 주먹을 타격한다. 다리와 팔 그리고 발과 주먹이 상하로 서로 호응한다.

 가슴을 "펴고(挺)", 허리를 "곧게 펴며(直)", 발등은 "팽팽하게 잡아당기고(繃直)", 둔부를 "거두어들인다(收)".(그림 9-1)(그림 9-2)

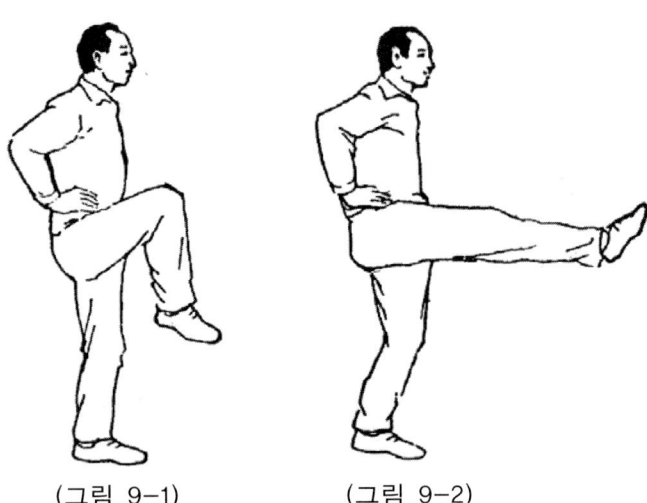

(그림 9-1)   (그림 9-2)

2. 측단퇴(側踹腿)

측단퇴(側踹腿)도 탄퇴(彈腿)와 마찬가지 방법으로 무릎을 굽혀서 들어올리고, 발끝을 세우거나 꺾어 돌려서 발꿈치나 발 가장자리로 힘을 발출한다.(그림 10-1), (그림 10-2)

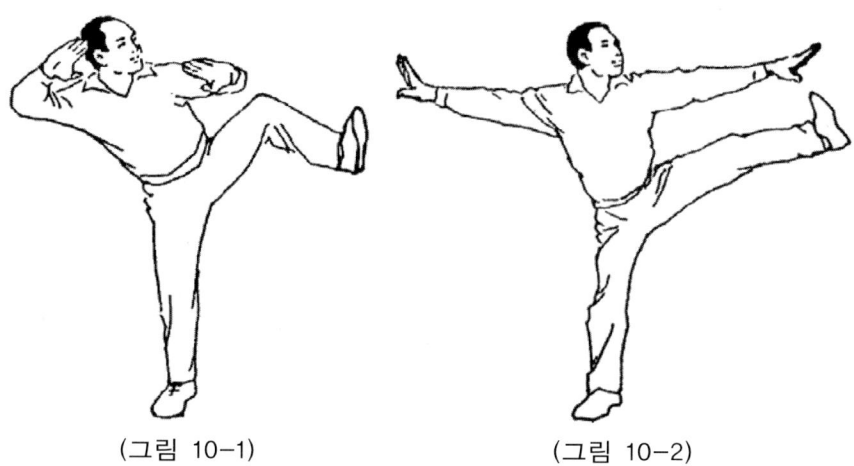

(그림 10-1)   (그림 10-2)

십로탄퇴(十路彈腿) 투로 동작

예비식(預備式)

병보참립(幷步站立)(그림 11)

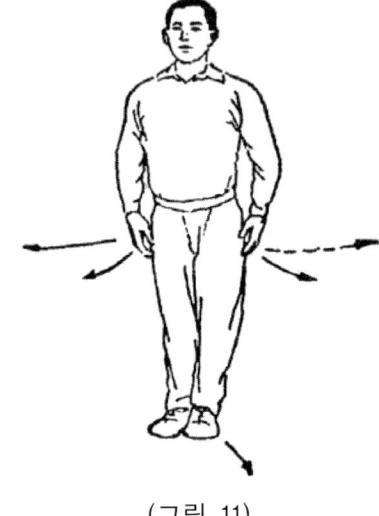

(그림 11)

예비동작(預備動作)

1. 상보대권(上步對拳)
   (그림 12-1) (그림 12-2)

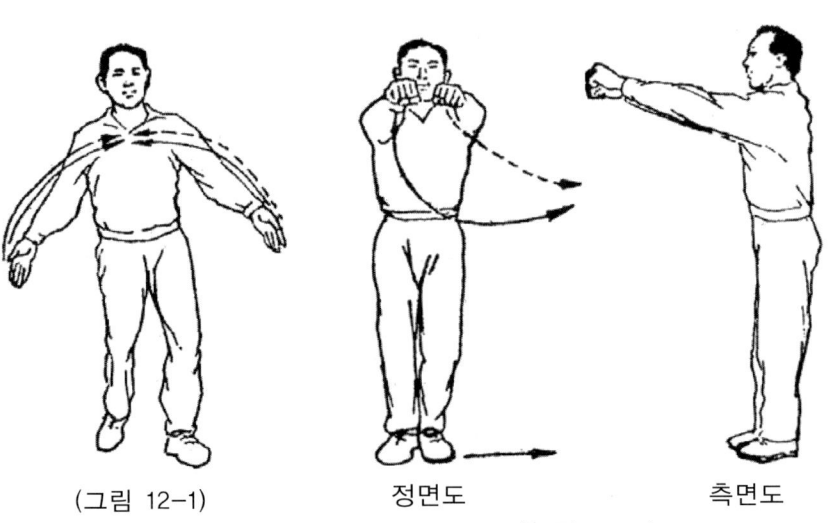

(그림 12-1)　　　정면도　　　측면도

(그림 12-2)

2. 궁보포권(弓步抱拳)

가슴을 "펴고(挺)", 허리를 "가라앉히며(塌)", 앞쪽다리는 "구부리고(弓)", 뒤쪽다리는 "팽팽하게 버틴다(繃緊)".(그림 13-1) (그림 13-2)

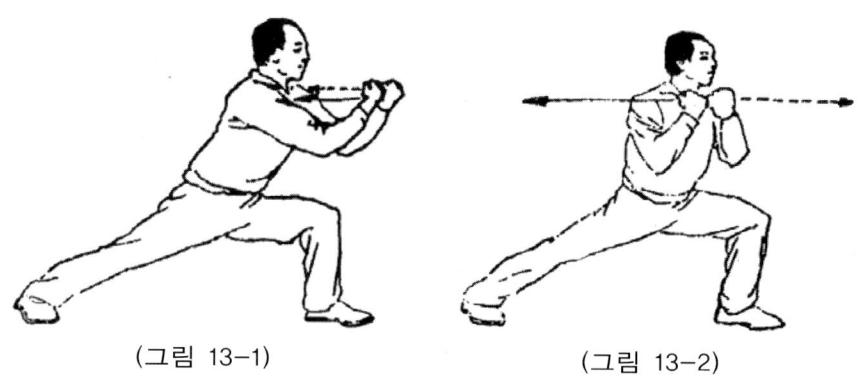

(그림 13-1)　　　　　　(그림 13-2)

3. 궁보충권(弓步衝拳)

가슴을 "펴고(挺)", 허리를 "가라앉히며(塌)", 앞쪽다리는 "구부리고(弓)", 뒤쪽다리는 "팽팽하게 지탱하며(繃)", 어깨는 "내려뜨린다(沉)". (그림 14)

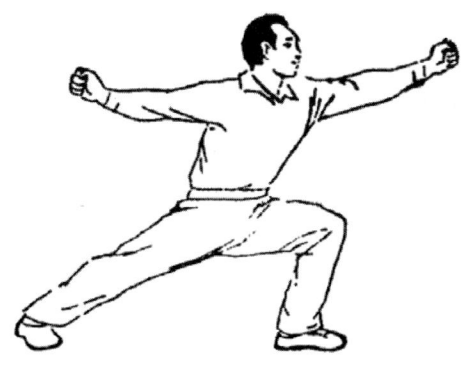

(그림 14)

제1로 충소퇴(衝掃腿)

1. 좌굴주(左屈肘)
왼팔 아래팔뚝을 수평으로 굽히고, 신체 기타 부위는 움직이지 않는다.(그림 15)

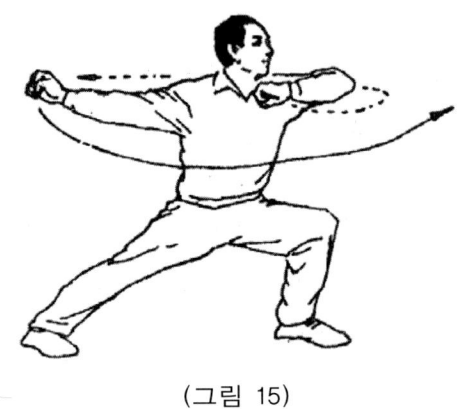

(그림 15)

2. 우횡권(右橫拳)
허리부위를 돌려 움직임으로써 양 팔을 이끌어 움직여 "휩쓸어 버리며(橫掃)", 어깨를 "내려뜨리고(沉)", 허리를 "가라앉히며(塌)", 앞쪽다리는 "구부리고(弓)", 뒤쪽다리는 "팽팽하게 지탱한다(繃)".(그림 16)

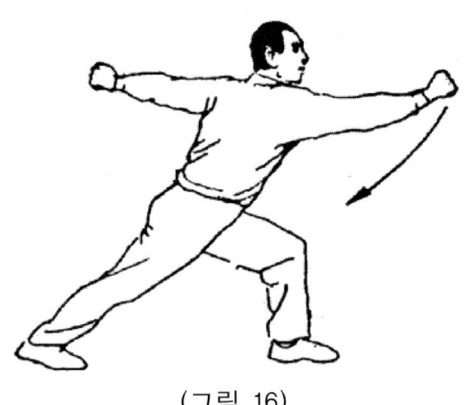

(그림 16)

3. 우잡권(右砸拳)

"내려쳐(砸)" 공격하는 동작은 힘을 들여야 하며, 즉 폭발적인 힘의 촌경(寸勁)이다.(그림 17)

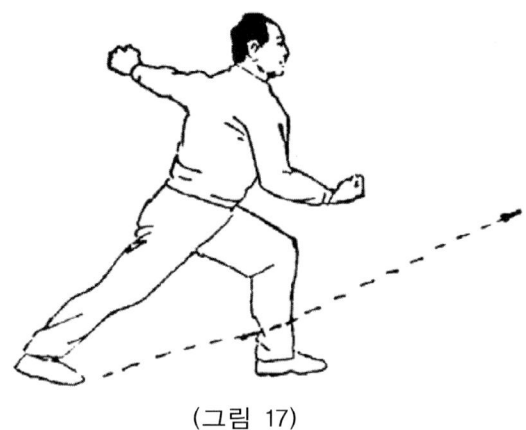

(그림 17)

4. 우탄퇴(右彈腿)

오른다리를 "튕겨(彈)" 공격하는 동작은 촌경(寸勁) 즉 폭발력이 있어야 하며, 힘이 발끝에 도달한다.(그림 18)

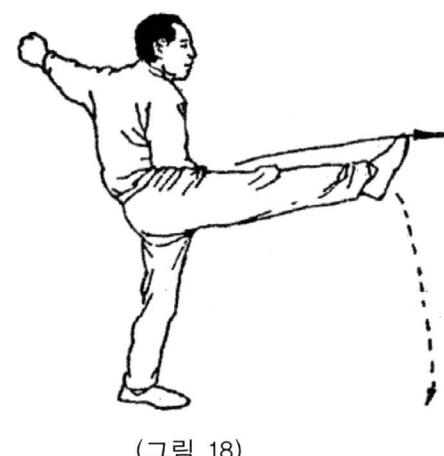

(그림 18)

5. 궁보충권(弓步衝拳)

가슴을 "펴고(挺)", 허리를 "가라앉히며(塌)", 어깨를 "내려뜨리고(沉)", 앞쪽다리는 "구부리며(弓)", 뒤쪽다리는 "팽팽하게 지탱하고(繃)", 우권(右拳)의 권안(拳眼)이 위로 향한다.(그림 19)

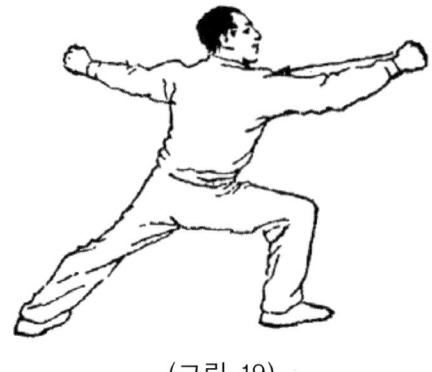

(그림 19)

6. 우굴주(右屈肘)

(그림 20)

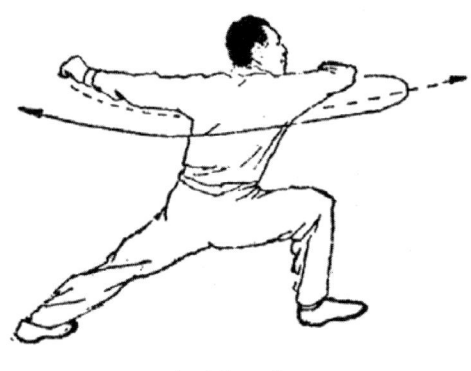

(그림 20)

7. 좌횡권(左橫拳)

(그림 21)

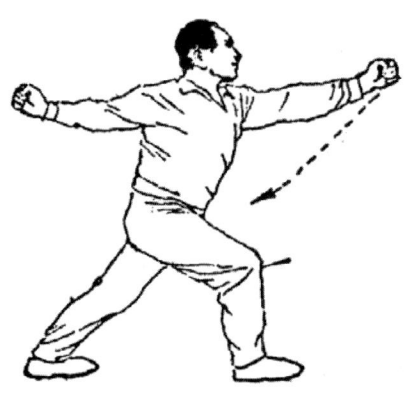

(그림 21)

8. 좌잡권(左砸拳)

(그림 22)

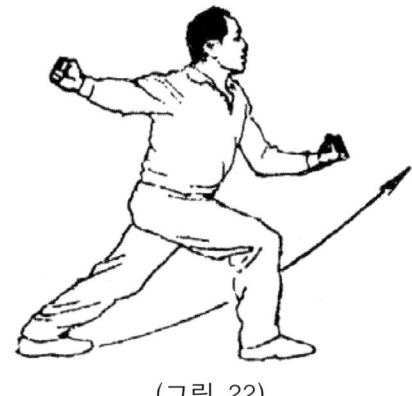

(그림 22)

9. 좌탄퇴(左彈腿)

(그림 23)

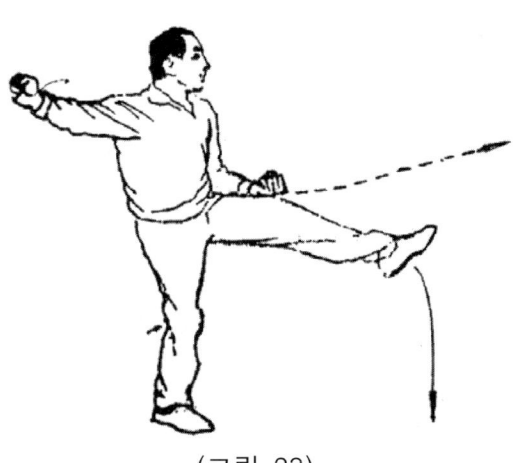

(그림 23)

10. 궁보충권(弓步衝拳)

(그림 24)

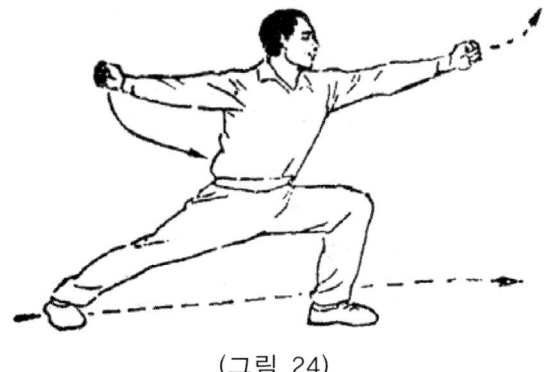

(그림 24)

제2로 척타퇴(踢打腿)

1. 상보제슬개타(上步提膝蓋打)

오른발이 앞으로 1보를 나가고, 오른다리 무릎을 굽히며 동시에 우권(右拳)을 허리 부위로 거두어 들이고, 좌권(左拳)은 앞쪽 위로 들어올리며 권심(拳心)이 비스듬히 아래로 향하고 머리와 같은 높이이다.(그림 25-1)

왼발이 땅을 박차며, 오른다리는 안정되게 서고, 왼다리 무릎을 들어올려 타격할 때 몸을 좌(左)로 돌리며, 동시에 좌권(左拳)은 허리로 거두어 팔꿈치를 감싸 안고, 우권(右拳)은 힘을 들여 맹렬하게 "돌진하여(衝)" 권안(拳眼)이 위로 향하며, 팔은 어깨와 수평이고, 눈은 앞 방향을 바라본다.(그림 25-2)

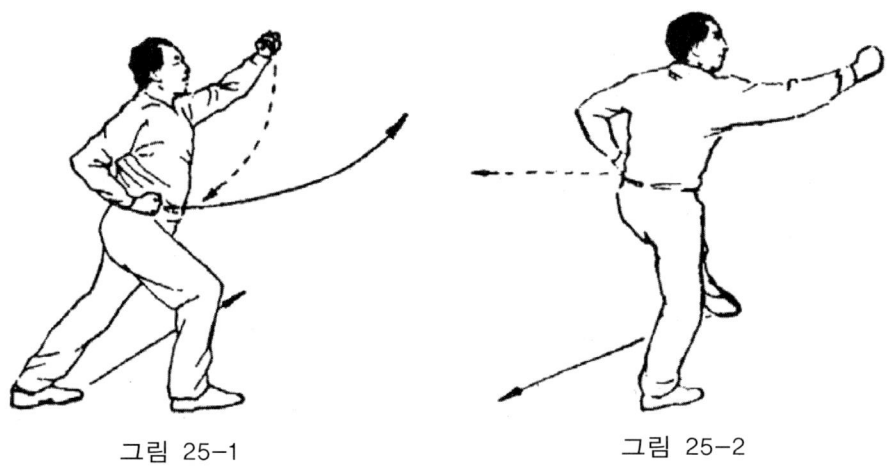

그림 25-1   그림 25-2

2. 전신궁보충권(轉身弓步衝拳)

앞쪽다리는 "구부리며(弓)", 뒤쪽다리는 "팽팽하게 지탱하고(繃)", 가슴을 "펴며(挺)", 허리를 "가라앉히고(塌)", 좌권(左拳)을 힘차게 "돌진

한다(衝)".(그림 26)

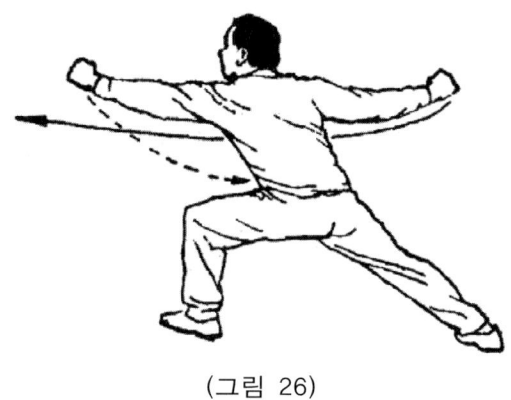

(그림 26)

3. 궁보충권(弓步衝拳)

앞쪽다리는 "구부리며(弓)", 뒤쪽다리는 "팽팽하게 지탱하고(繃)", 가슴을 "펴며(挺)", 허리를 "가라앉히고(塌)", 우권(右拳)을 힘차게 "돌진한다(衝)".(그림 27)

4. 탄퇴충권(彈腿衝拳)

지탱하는 다리는 안정되어야 하고, 다리를 차는 동작은 힘이 있어야 한다.(그림 28)

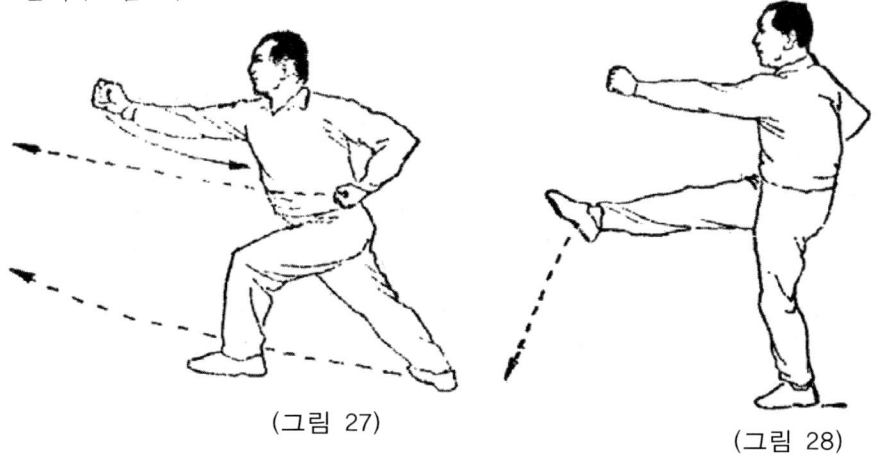

(그림 27)   (그림 28)

5. 궁보충권(弓步衝拳)

오른다리는 "구부리며(弓)", 왼다리는 "팽팽하게 지탱하고(繃)", 가슴을 "펴며(挺)", 허리를 "가라앉힌다(塌)".(그림 29)

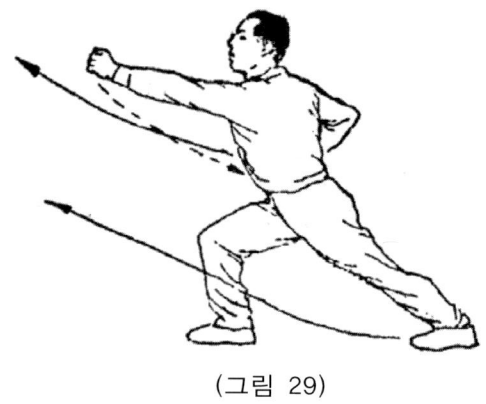

(그림 29)

6. 탄퇴충권(彈腿衝拳)

(그림 30)

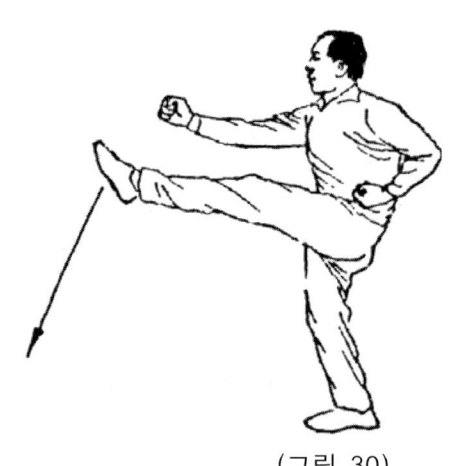

(그림 30)

7. 궁보충권(弓步衝拳)

(그림 31)

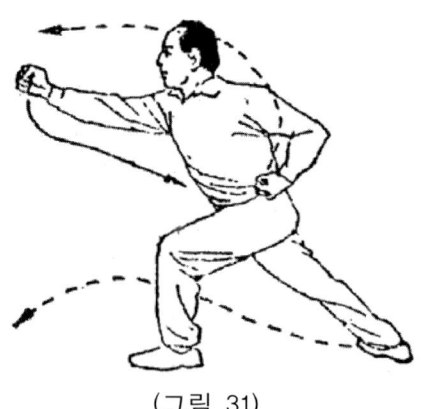

(그림 31)

제3로 륜비퇴(掄臂腿)

1. **상보제슬개타**(上步提膝蓋打)
(그림 32-1), (그림 32-2)

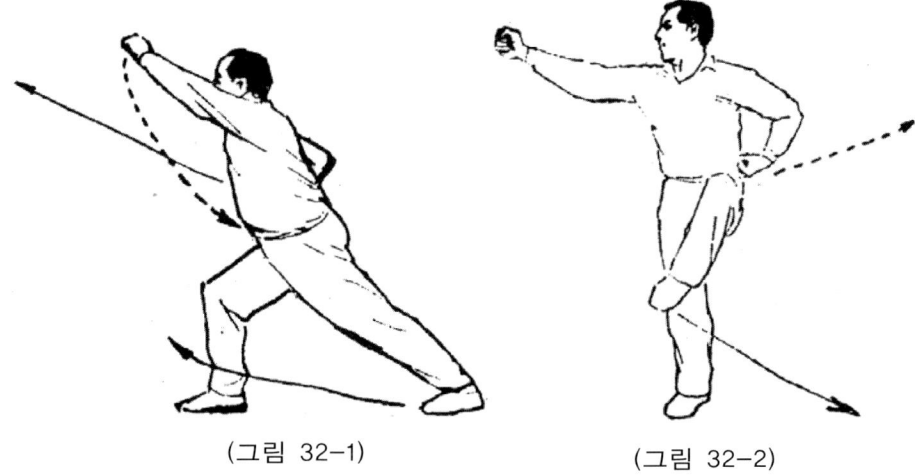

(그림 32-1)   (그림 32-2)

2. **전신궁보충권**(轉身弓步衝拳) (그림 33)

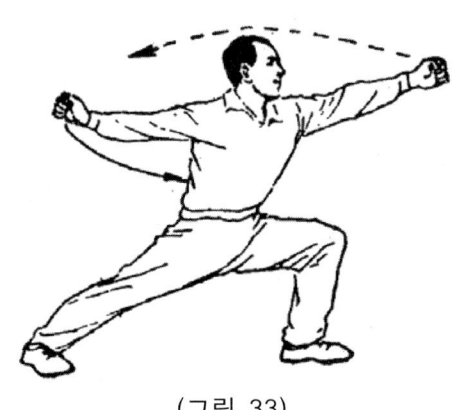

(그림 33)

3. 전신개타(轉身蓋打)

우권(右拳)이 돌진하는 동작은 왼팔을 호형(弧形)으로 내리는 동작과 동시에 힘을 들여 타격하여 나간다.(그림 34-1), (그림 34-2)

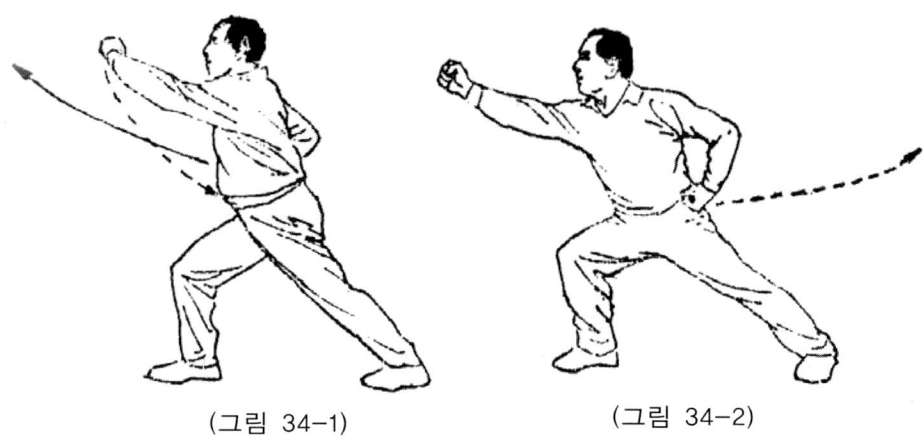

(그림 34-1)   (그림 34-2)

4. 전신궁보충권(轉身弓步衝拳)

몸을 돌리는 동작은 빨라야 하고, 좌권(左拳)을 "돌진하는(衝)" 동작은 힘이 있어야 한다.(그림 35)

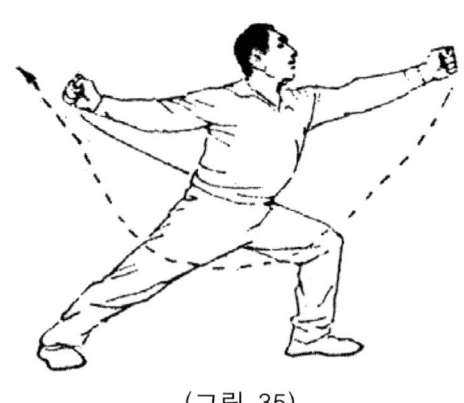

(그림 35)

5. 륜비벽권(掄臂劈拳)

몸을 돌리는 동작은 빨라야 하고, "휘둘러(掄)" "후려치는(劈)" 동작은 힘이 있어야 한다.(그림 36-1), (그림 36-2)

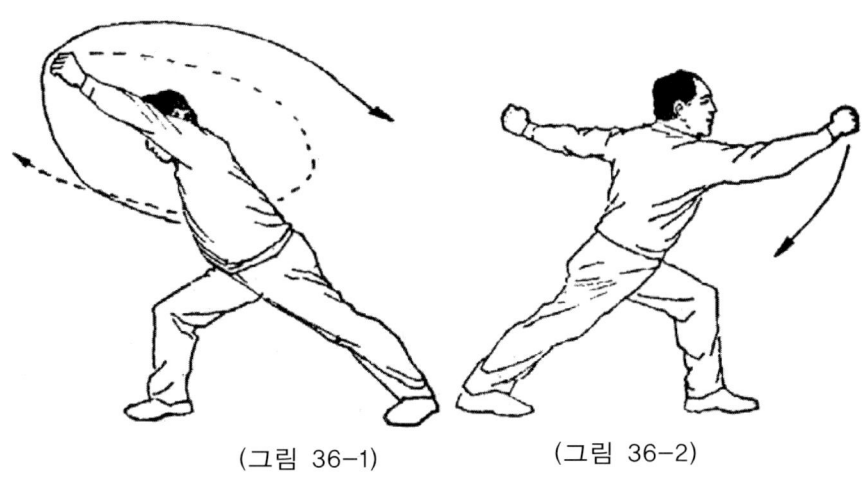

(그림 36-1)   (그림 36-2)

6. 우잡권(右砸拳)

(그림 37)

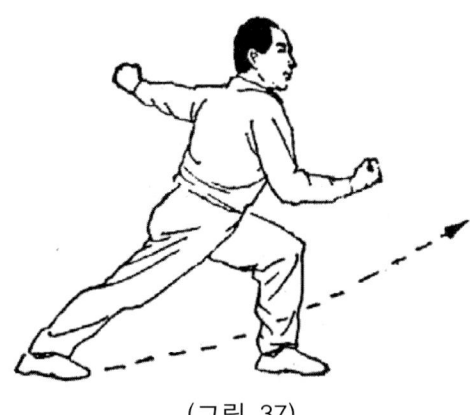

(그림 37)

7. 우탄퇴(右彈腿)

(그림 38)

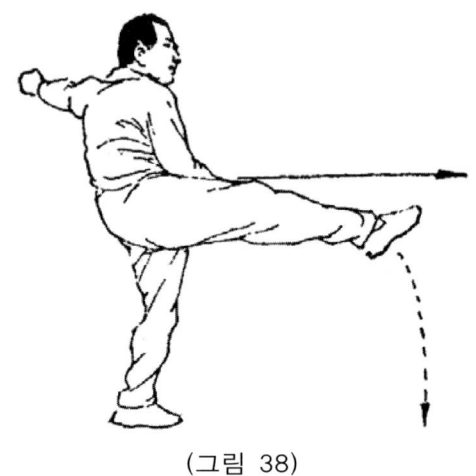

(그림 38)

8. 궁보충권(弓步衝拳)

(그림 39)

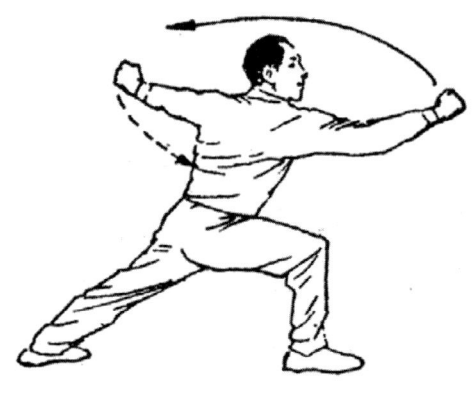

(그림 39)

9. 전신개타(轉身蓋打)

(그림 40-1), (40-2)

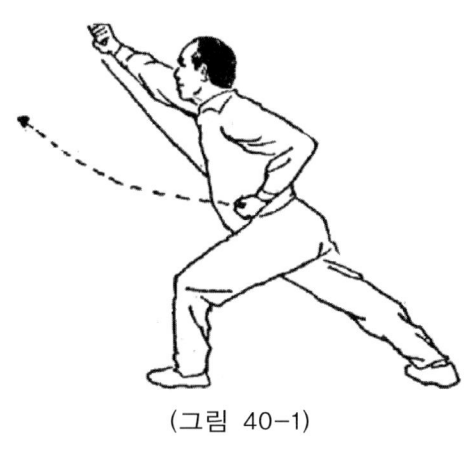

(그림 40-1)

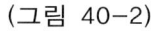

(그림 40-2)

10. 전신궁보충권(轉身弓步衝拳)

(그림 41)

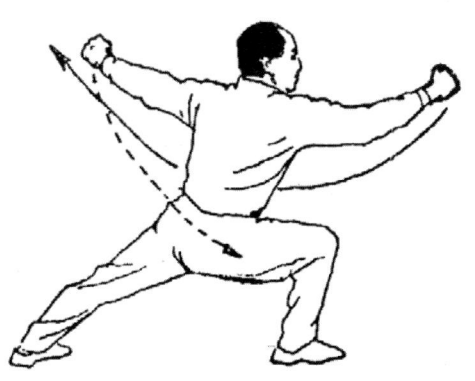

(그림 41)

11. 륜비벽권(掄臂劈拳)

(그림 42-1), (그림 42-2)

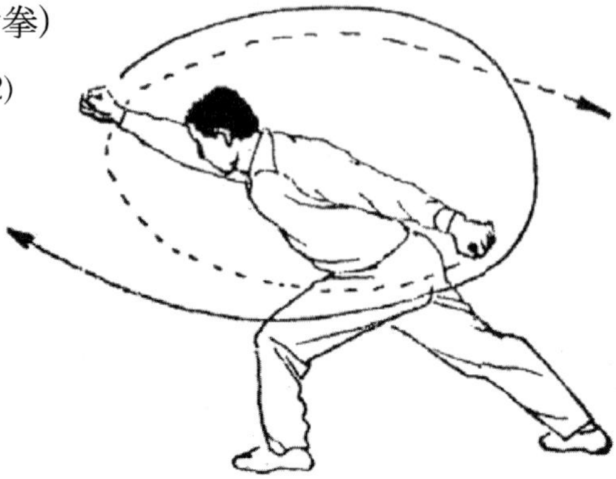

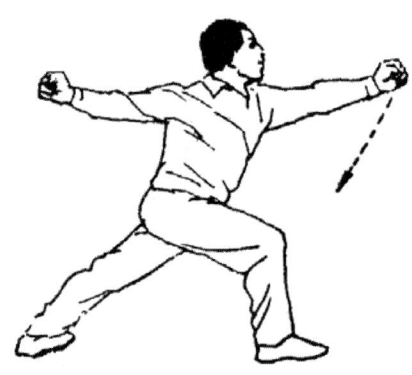

(그림 42-1)

(그림 42-2)

12. 좌잡권(左砸拳)

(그림 43)

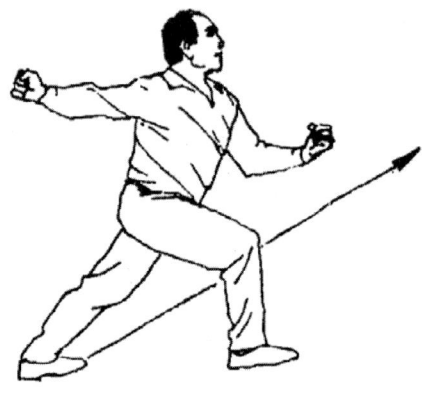

(그림 43)

13. 좌탄퇴(左彈腿)

(그림 44)

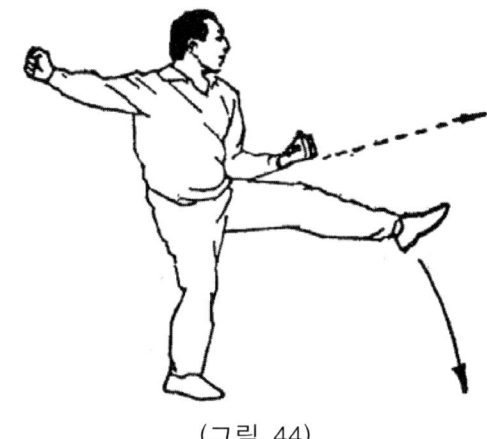

(그림 44)

14. 궁보충권(弓步衝拳)

(그림 45)

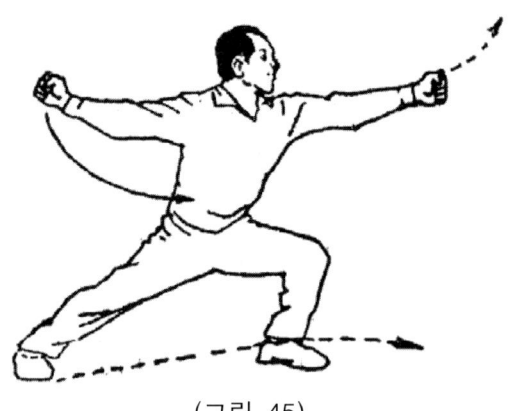

(그림 45)

제4로 탱활퇴(撑滑腿)

1. 상보제슬개타(上步提膝蓋打)
(그림 46-1), (그림 46-2)

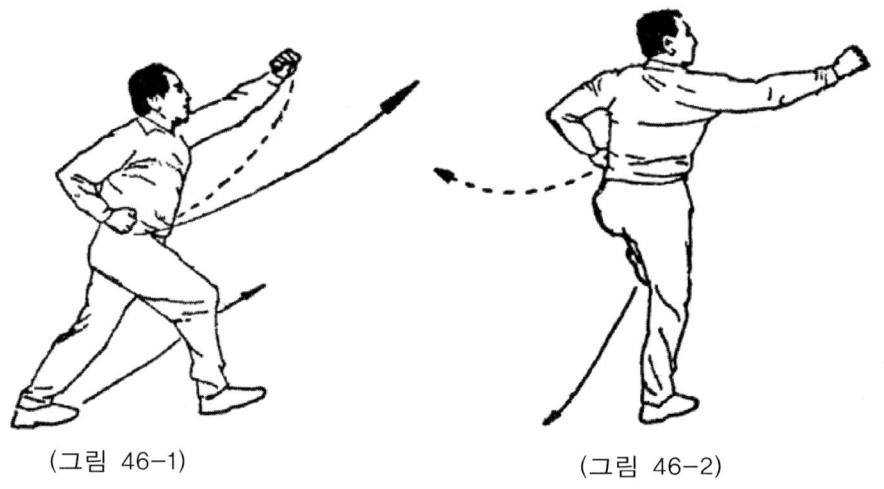

(그림 46-1)　　　　　　　(그림 46-2)

2. 전신궁보충권(轉身弓步衝拳)
(그림 47)

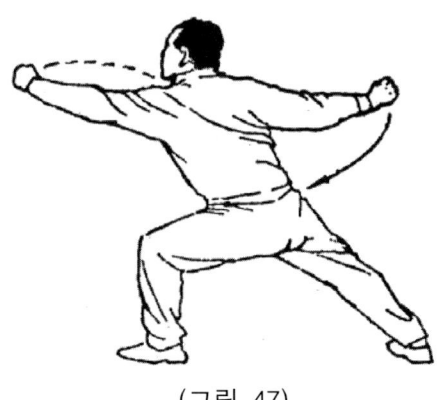

(그림 47)

3. 부보파장(仆步擺掌)

오른다리는 완전히 웅크려 앉고, 왼다리는 평평하게 엎어지며, 양 발은 땅에 붙인다.(그림 48)

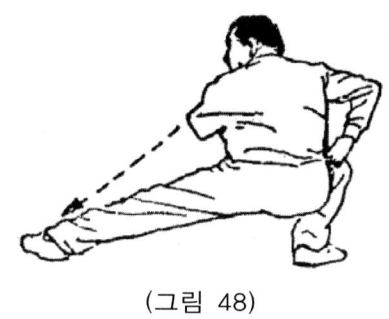

(그림 48)

4. 루수퇴장(摟手推掌)

우권(右拳)이 장(掌)으로 변하며, 좌(左) 앞쪽 방향으로 향하여 맹렬하게 힘을 들여 타격하고, 가슴을 "펴며(挺)", 허리를 "가라앉힌다(塌)".
(그림 49-1), (그림 49-2)

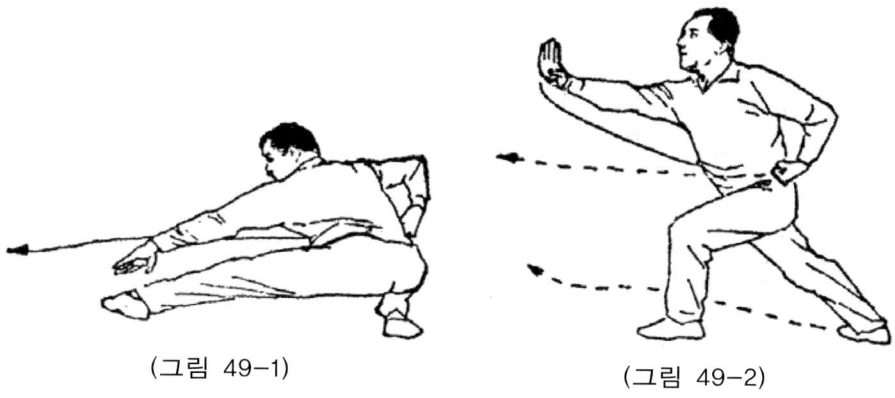

(그림 49-1) (그림 49-2)

5. 탄퇴격장(彈腿擊掌)

지탱하는 왼다리는 안정되어야 하고, 튕겨 차는 동작은 힘이 있어야 한다.(그림 50)

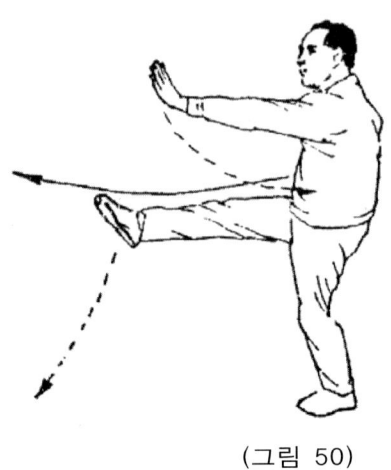

(그림 50)

6. 궁보격장(弓步擊掌)

가슴을 "펴며(挺)", 허리를 "가라앉히고(塌)", 장(掌)을 가격하는 동작은 힘이 있어야 한다. (그림 51)

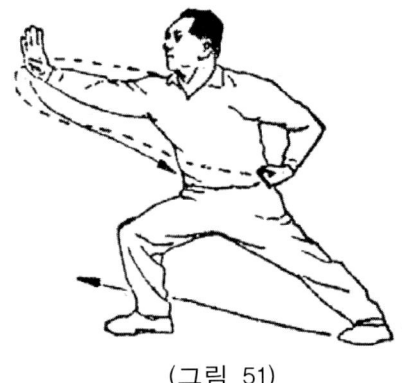

(그림 51)

7. 삽보천장(揷步穿掌)

몸을 좌(左)로 돌리며, 왼발이 오른발의 우측으로 향하여 보(步)를 "끼어들고(揷)", 양 다리는 교차하여 반쯤 웅크려 앉으며, 동시에 좌권(左拳)은 장(掌)으로 변하고, 오른팔 아래를 거쳐 앞으로 향하다 좌(左)

로 향하여 호형(弧形)으로 "관통하여
(穿)" 수심(手心)이 아래로 향하며, 팔은
곧게 펴서 어깨와 같은 높이이고, 우장
(右掌)은 허리로 거두어들이며 팔꿈치
는 감싸 안는다. 눈은 왼손을 바라본다.
몸을 돌리는 동작은 빨라야 하고, 보
(步)를 "끼어드는(插)" 동작은 안정되어
야 한다.(그림 52)

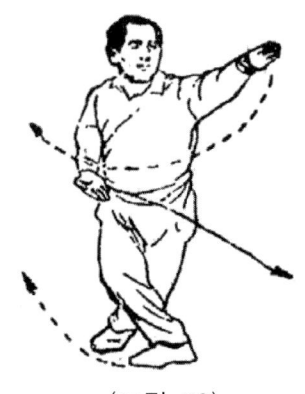
(그림 52)

8. 활보퇴장(滑步推掌)

오른발 발바닥이 땅을 스치며 오
른다리가 뒤로 향하여 신속히 "미끄
러져(滑)" 물러나 좌궁보(左弓步)가
된다. 동시에 우장(右掌)이 앞쪽 아래
로 향하여 "밀쳐(推)" 가격하여 수심
(手心)이 아래로 향하며, 팔은 곧게
펴서 어깨와 비스듬한 모양이 되고,
왼손은 구수(勾手 : 손가락 끝을 모
아 붙인다)가 되며, 앞으로부터 아래
로 향하다 뒤로 향해 호형(弧形)으로
걷어 올리고, 팔은 곧게 펴서 어깨와
비스듬한 모양이 된다. 눈은 앞쪽 아
래 방향을 바라본다. 보(步)를 "미끄러
지는(滑)" 동작은 빨라야 하고, 장(掌)
을 "밀치는(推)" 동작은 힘이 있어야
한다.(그림 53)

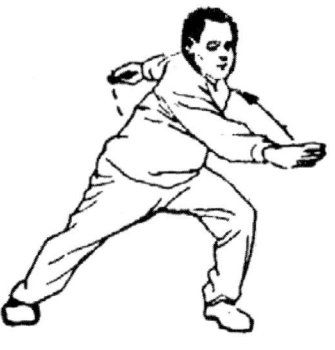
(그림 53)

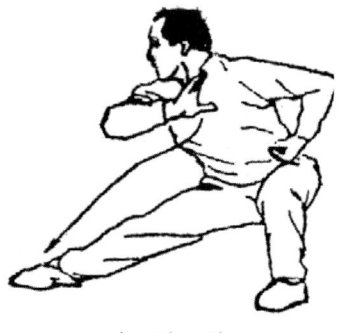
(그림 54)

9. 부보파장(仆步擺掌)

왼손은 주먹을 쥐어 허리로 거두어들이고, 몸을 돌리는 동작은 빨라야 하며, 왼다리는 완전히 웅크려 앉히고, 오른다리는 평평하게 엎어진다. (그림 54)

10. 루수퇴장(摟手推掌)

(그림 55-1), (그림 55-2)

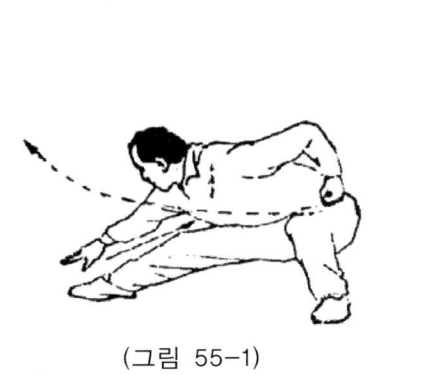

(그림 55-1)

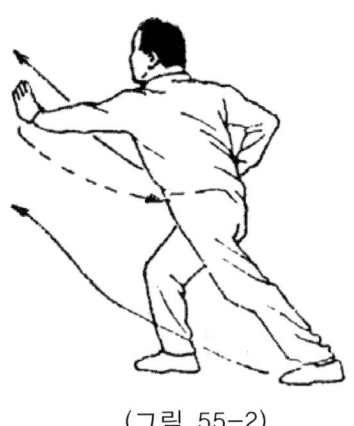

(그림 55-2)

11. 탄퇴격장(彈腿擊掌)

(그림 56)

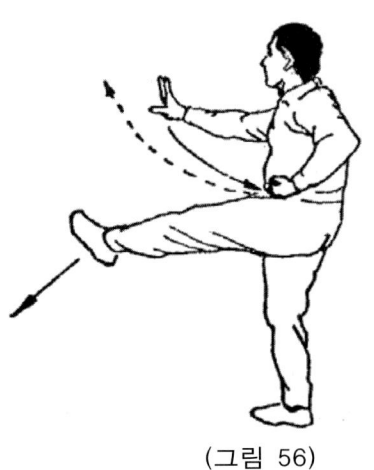

(그림 56)

12. 궁보격장(弓步擊掌)

(그림 57)

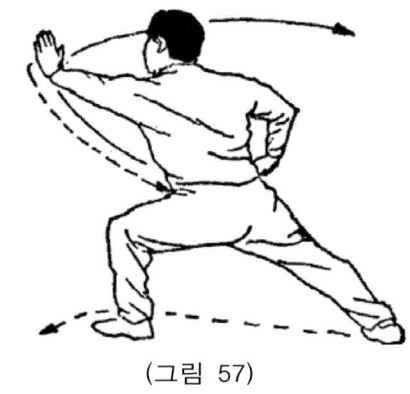

(그림 57)

13. 삽보천장(挿步穿掌)

(그림 58)

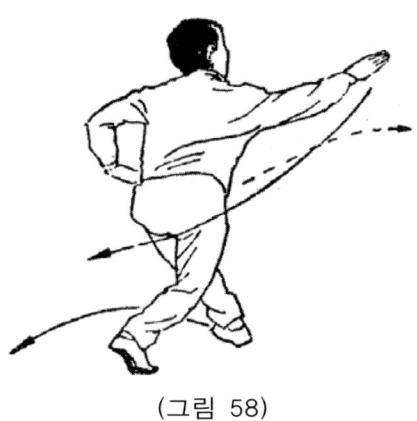

(그림 58)

14. 활보퇴장(滑步推掌)

(그림 59)

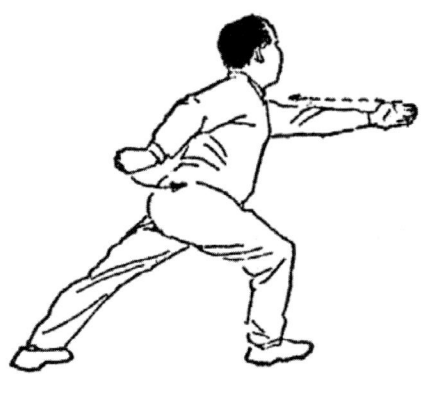

(그림 59)

15. 부보파장(仆步擺掌)

(그림 60)

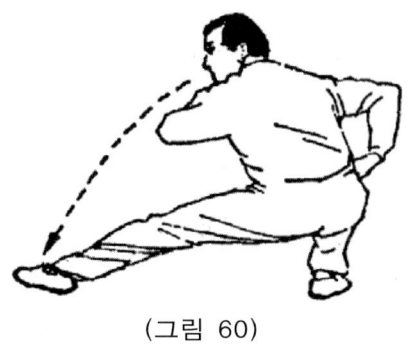

(그림 60)

16. 루수퇴장(摟手推掌)

(그림 61-1), (그림 61-2)

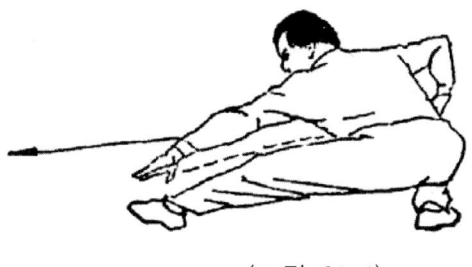

(그림 61-1)

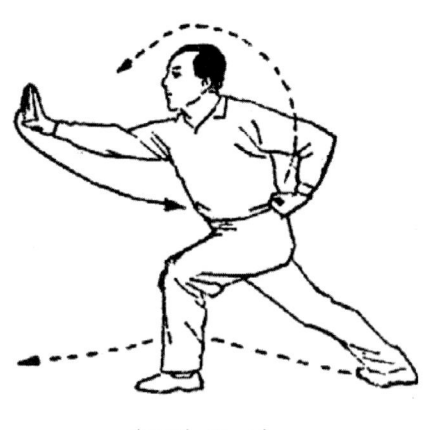

(그림 61-2)

제 5 로 가타퇴(架打腿)

1. 상보제슬개타(上步提膝蓋打)
(그림 62-1), (그림 62-2)

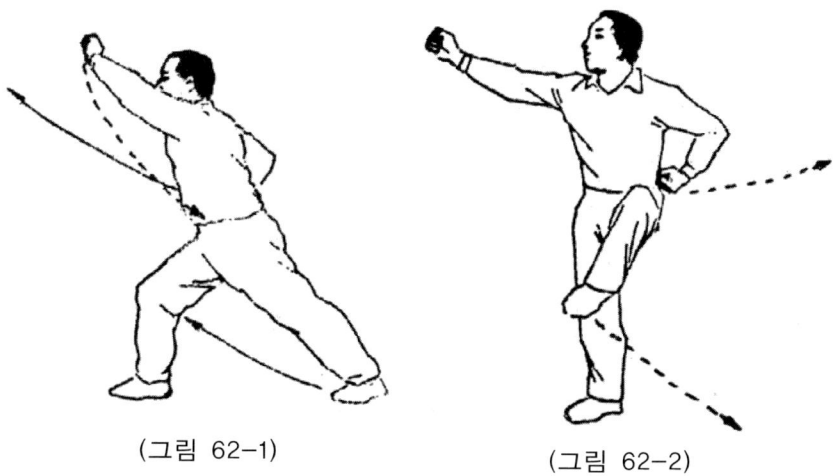

(그림 62-1)   (그림 62-2)

2. 전신궁보충권(轉身弓步衝拳)
(그림 63)

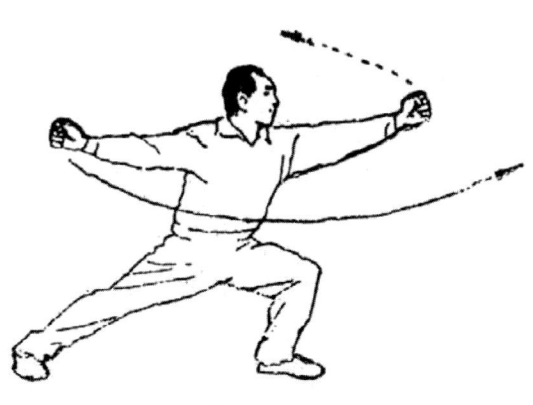

(그림 63)

3. 좌가타(左架打)

가슴을 "펴며(挺)", 허리를 "가라앉히고(塌)", 주먹을 "돌진하는(衝)" 동작은 힘이 있어야 한다. (그림 64)

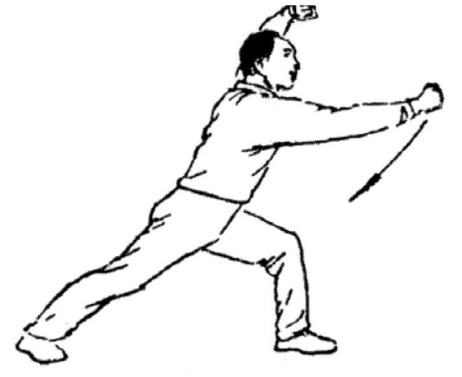

(그림 64)

4. 우잡권(右砸拳)

우권(右拳)을 "내려쳐(砸)" 공격하는 동작은 힘을 들여야 하며, 즉 폭발적인 힘의 촌경(寸勁)이다. (그림 65)

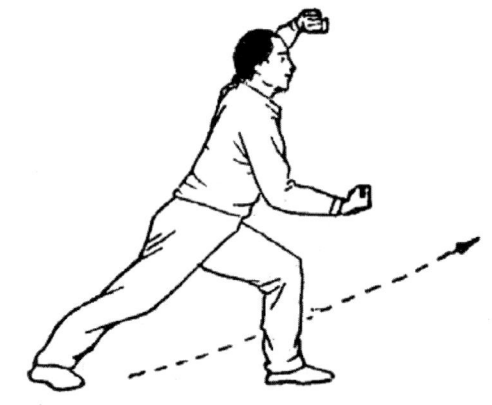

(그림 65)

5. 우탄퇴(右彈腿)

지탱하는 다리는 안정되어야 하며, 튕겨 차는 동작은 힘이 있어야 한다. (그림 66)

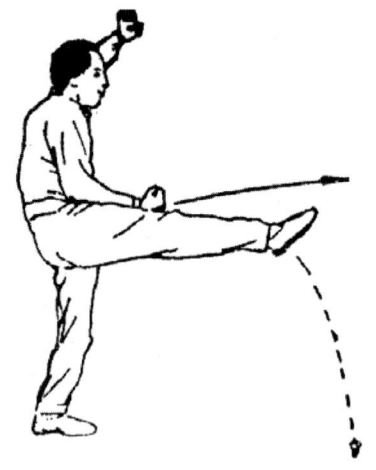

(그림 66)

6. 궁보충권(弓步衝拳)

(그림 67)

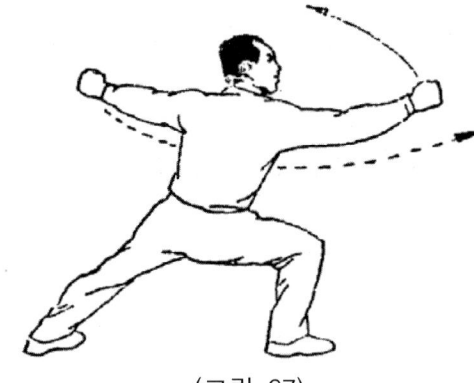

(그림 67)

7. 우가타(右架打)

(그림 68)

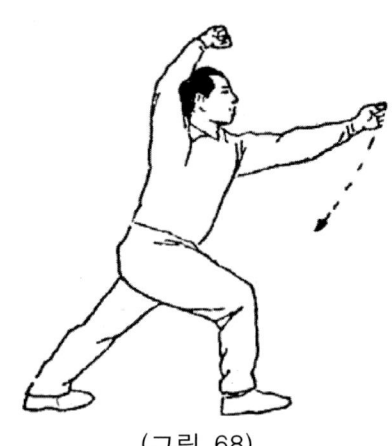

(그림 68)

8. 좌잡권(左砸拳)

(그림 69)

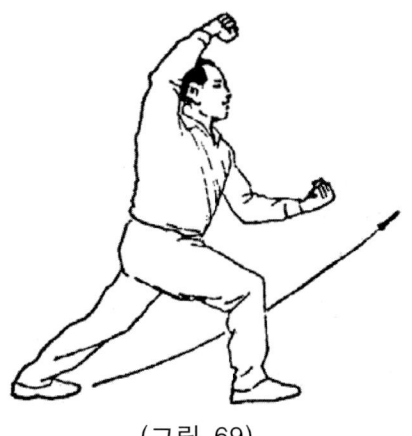

(그림 69)

9. 좌탄퇴(左彈腿)

(그림 70)

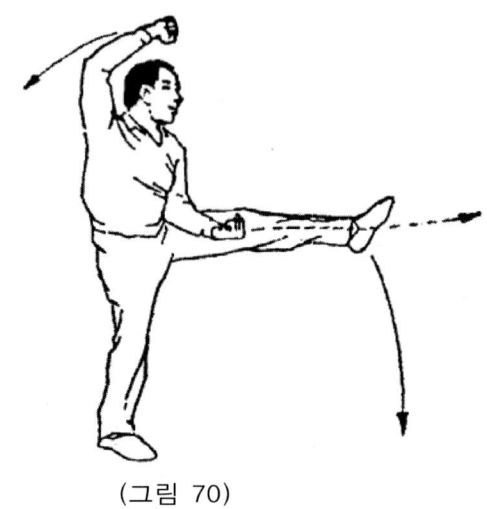

(그림 70)

10. 궁보충권(弓步衝拳)

(그림 71)

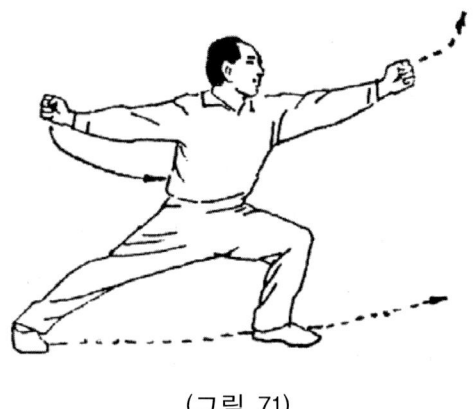

(그림 71)

제6로 요격퇴(撩擊腿)

1. 상보제슬개타(上步提膝蓋打)

(그림 72-1), (그림 72-2)

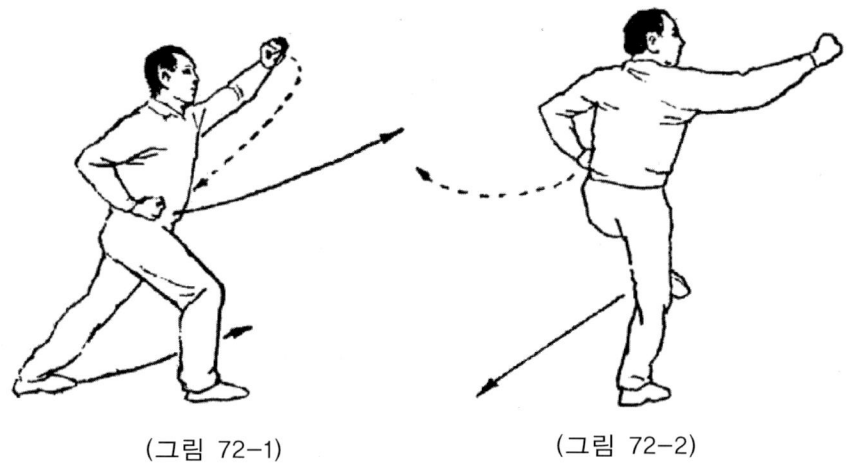

(그림 72-1)　　　　　　(그림 72-2)

2. 전신궁보충권(轉身弓步衝拳)

(그림 73)

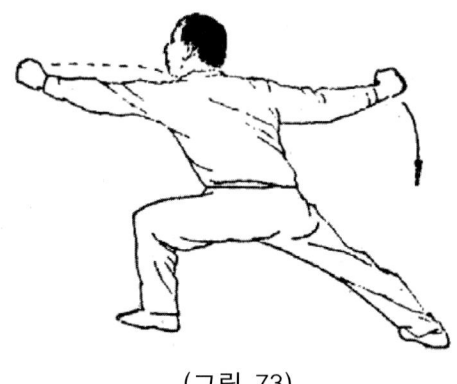

(그림 73)

3. 부보루수요장(仆步摟手撩掌)

왼발이 땅을 박차며, 중심(重心)을 뒤로 이동하고, 신체를 우(右)로 돌려 좌부보(左仆步)가 된다. 동시에 좌권(左拳)은 장(掌)으로 변하여 오른쪽 가슴 앞에 오고, 우권(右拳)은 구수(勾手)로 변하며, 오른팔은 비스듬히 아래로 들고, 눈은 앞으로 바라본다. (그림 74-1)

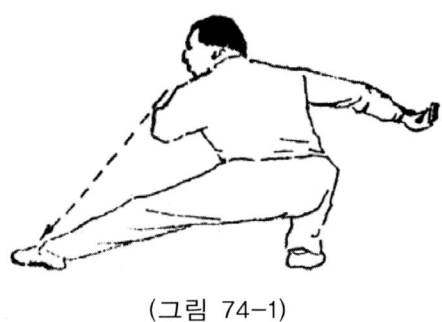

(그림 74-1)

왼손은 우(右)로부터 앞으로 향하고 좌(左)로 향해 호형(弧形)으로 "걷어(摟)" 내며, 신체는 앞으로 엎드리고, 눈은 앞으로 바라본다. (그림 74-2)

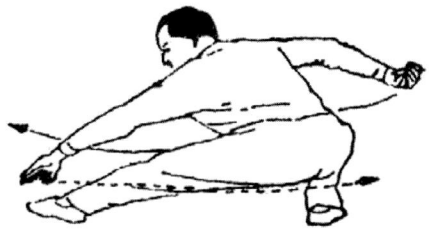

(그림 74-2)

오른발이 땅을 박차고, 중심(重心)을 앞으로 이동하여, 좌궁보(左弓步)가 된다. 동시에 오른손은 뒤로부터 아래로 향하고 앞으로 향하여 호형(弧形)으로 "걷어올려(撩)" 공격하여, 수심(手心)이 위로 향하며, 오른팔은 어깨와 비스듬한 모양을 이루고, 왼손은 좌(左) 뒤로 향하여 호형(弧形)으로 "끌어당겨(摟)" 쳐든다. 눈은 앞으로 바라본다. 왼손을 "끌어당기는(摟)" 동작은 빨라야 하고, 오른손을 "걷어올려(撩)" 공격하는 동작은 맹렬해야 한다. (그림 74-3)

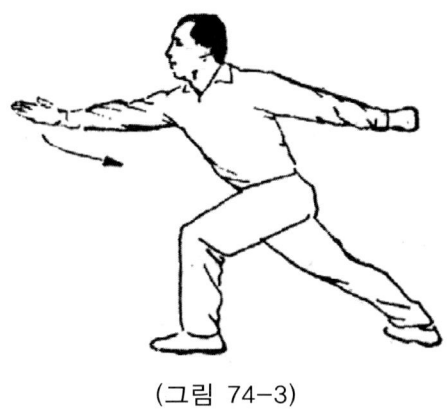

(그림 74-3)

4. 우잡장(右砸掌)

오른손이 손등을 역점(力點)으로 삼아 "내려쳐(砸)" 공격하는 동작은 빨라야 하며, 촌경(寸勁) 즉 폭발력이 있어야 한다. (그림 75)

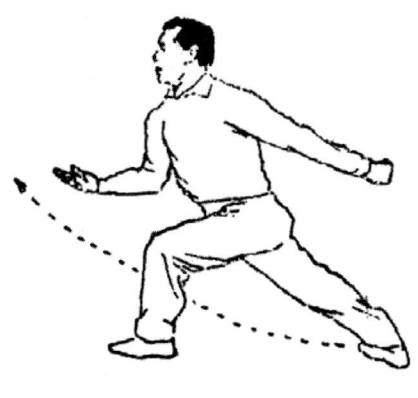

(그림 75)

5. 우탄퇴(右彈腿)

지탱하는 다리는 안정되어야 하고, 다리를 "튕기는(彈)" 동작은 힘이 있어야 한다. (그림 76)

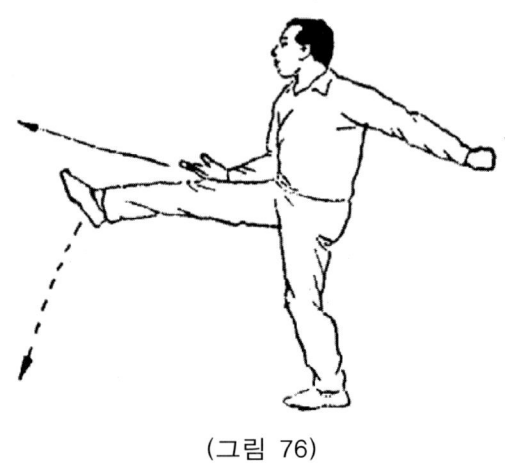

(그림 76)

6. 궁보삽장(弓步揷掌)

우장(右掌)을 "찌르는(揷)" 동작은 빨라야 하며, 힘이 있어야 한다. (그림 77)

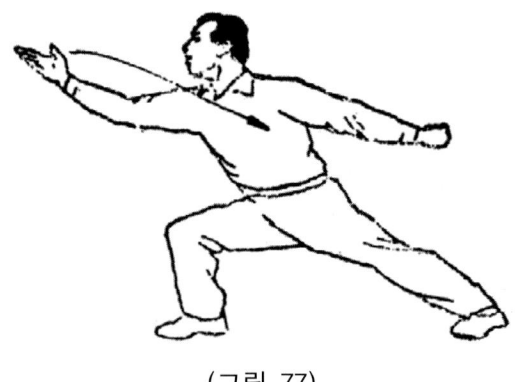

(그림 77)

7. 부보루수요장(仆步摟手撩掌)

(그림 78-1), (그림 78-2), (그림 78-3)

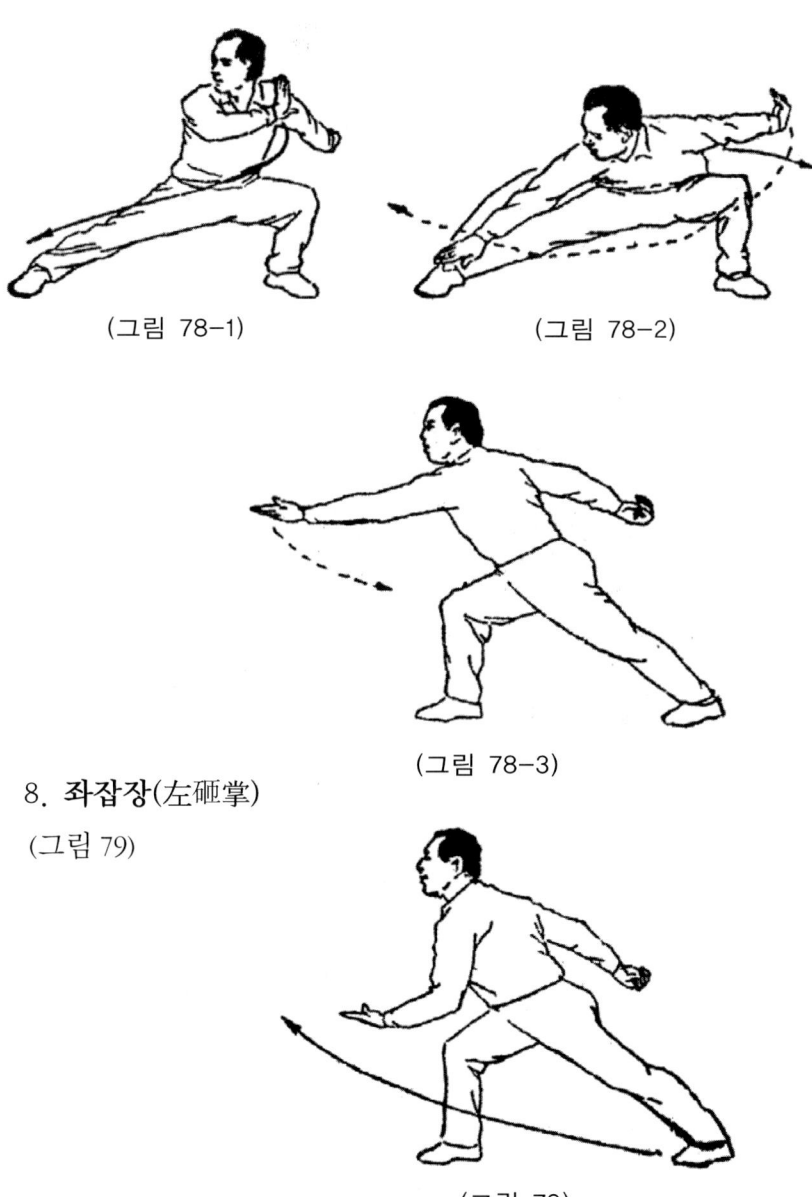

(그림 78-1)　　　　(그림 78-2)

(그림 78-3)

8. 좌잡장(左砸掌)

(그림 79)

(그림 79)

9. 좌탄퇴(左彈腿)

(그림 80)

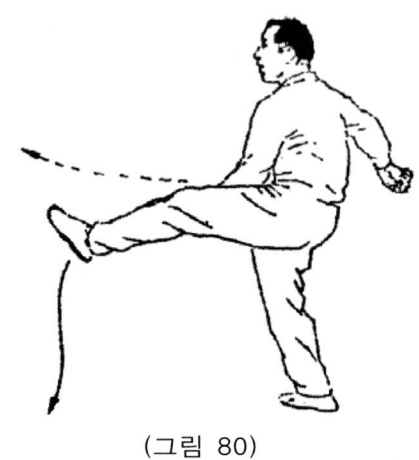

(그림 80)

10. 궁보삽장(弓步揷掌)

(그림 81)

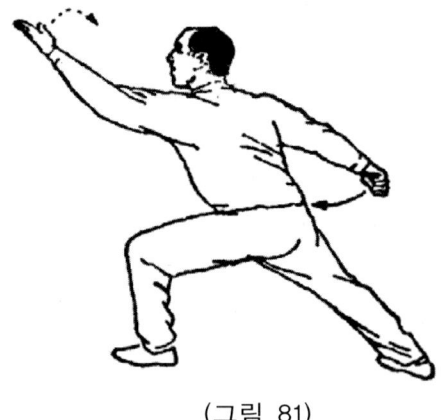

(그림 81)

제7로 잡격퇴(砸擊腿)

1. 상보제슬개타(上步提膝蓋打)
(그림 82-1), (그림 82-2)

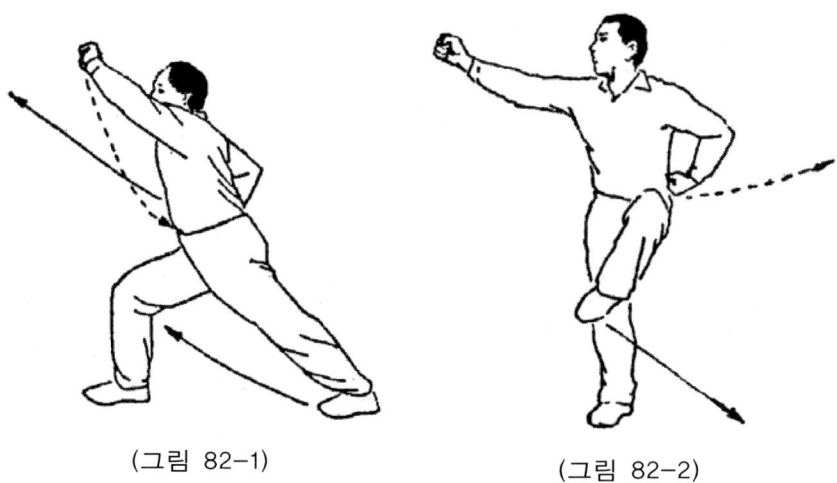

(그림 82-1)   (그림 82-2)

2. 전신궁보충권(轉身弓步衝拳)
(그림 83)

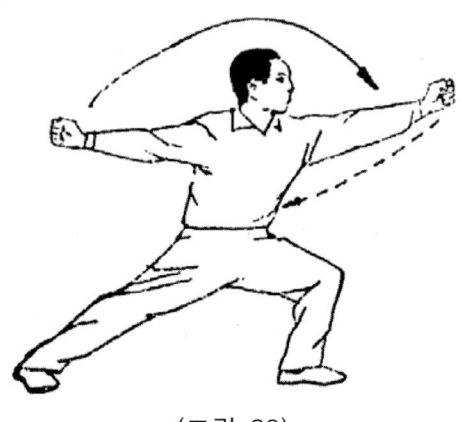

(그림 83)

3. 우잡좌충권(右砸左衝拳)

　가슴을 "펴며(挺)", 허리를 "가라앉히고(塌)", 우권(右拳)을 "내려쳐 (砸)" 공격하는 동작과 좌권(左拳)을 "돌진하여(衝)" 공격하는 동작은 힘이 있어야 한다. (그림 84-1), (그림 84-2)

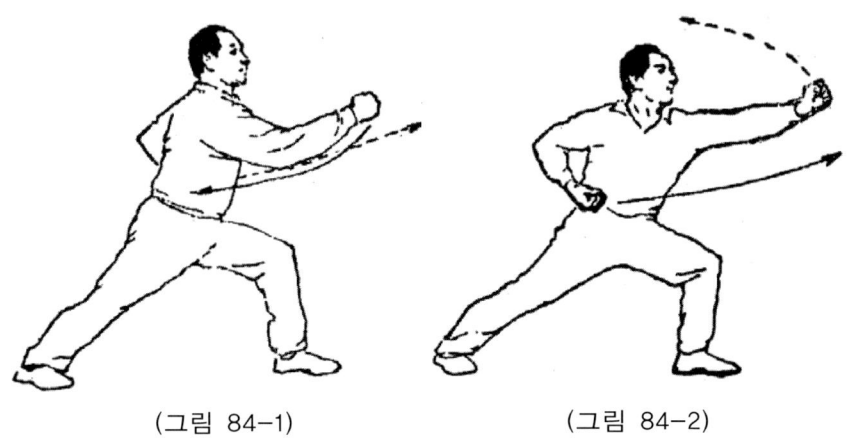

(그림 84-1)　　　　　(그림 84-2)

4. 좌가타(左架打)

　몸을 좌(左)로 돌리며, 왼팔은 호형(弧形)으로 머리 위에 받쳐 들고, 역점(力點)은 왼팔의 아래팔뚝 외측에 도달하며, 권안(拳眼)이 아래로 향하고, 동시에 우권(右拳)은 신속하게 맹렬한 힘으로 앞을 향해 돌진하여 나가서, 권안(拳眼)이 위로 향한다. 가슴을 "펴며(挺)", 허리를 "가라앉히고(塌)", 우권(右拳)을 "돌진하는(衝)" 동작은 힘이 있어야 한다. (그림 85)

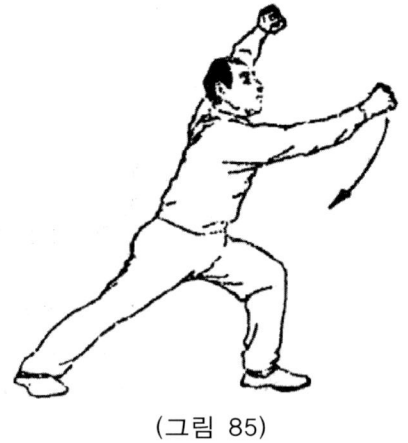

(그림 85)

5. 우잡권(右砸拳)

(그림 86)

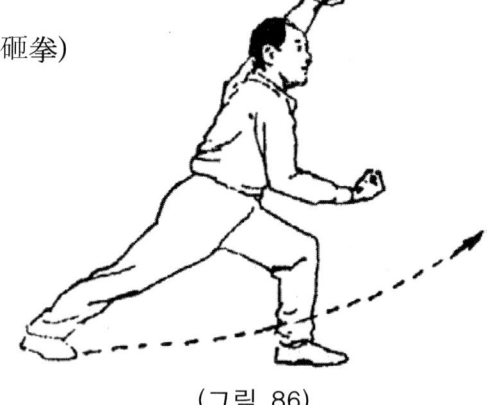

(그림 86)

6. 우탄퇴(右彈腿)

(그림 87)

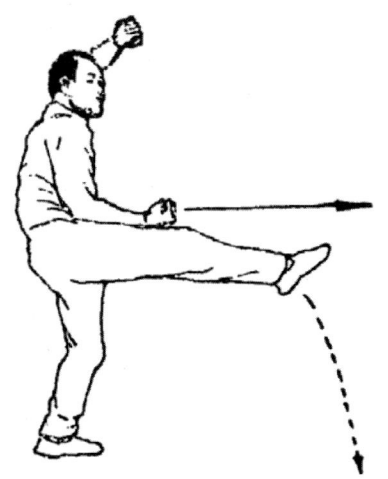

(그림 87)

7. 궁보충권(弓步衝拳)

(그림 88)

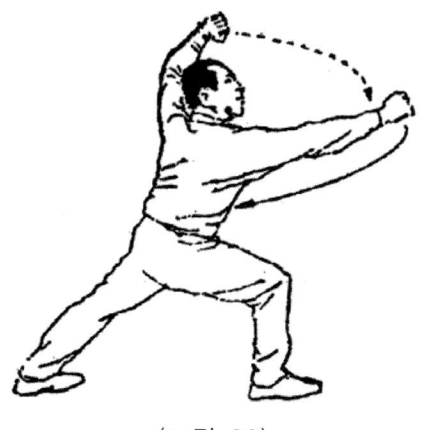

(그림 88)

8. 좌잡격우충권(左砸擊右衝拳)

(그림 89-1), (그림 89-2)

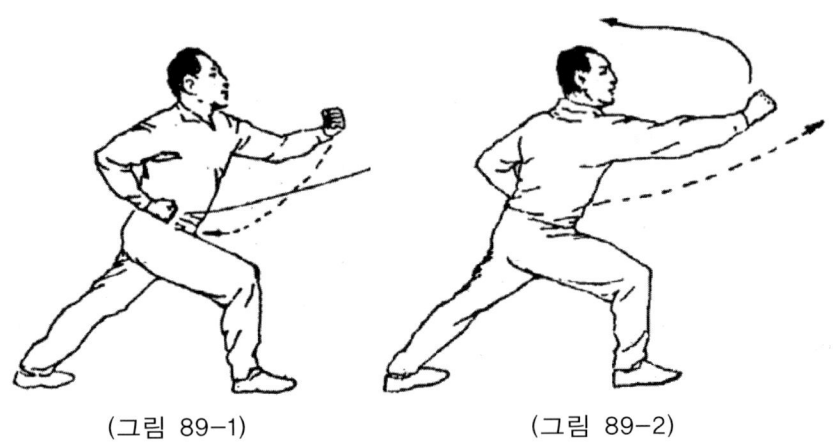

(그림 89-1)　　　　　　(그림 89-2)

9. 우가타(右架打)

(그림 90)

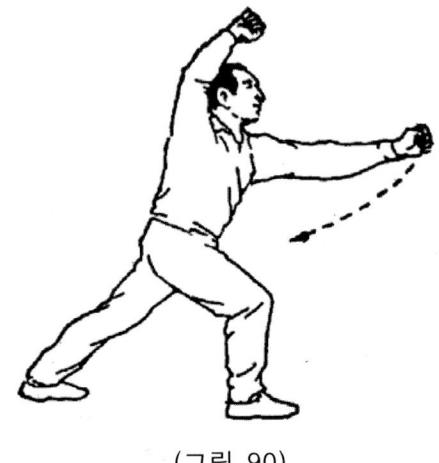

(그림 90)

10. 좌잡권(左砸拳)

(그림 91)

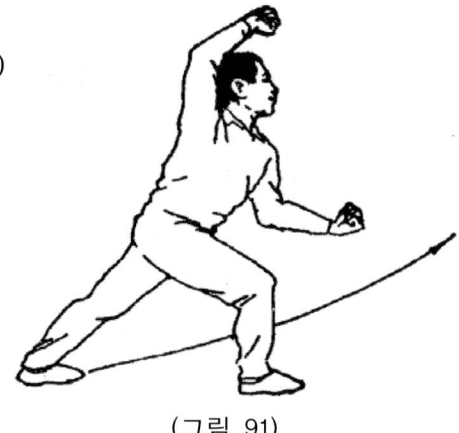

(그림 91)

11. 좌탄퇴(左彈腿)

(그림 92)

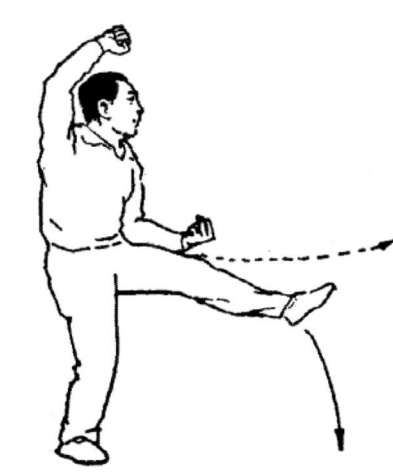

(그림 92)

12. 궁보충권(弓步衝拳)

(그림 93)

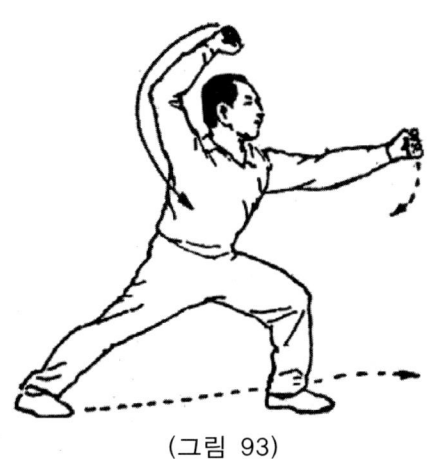

(그림 93)

제8로 전환퇴(轉環腿)

1. 상보제슬개타(上步提膝蓋打)
(그림 94-1), (그림 94-2)

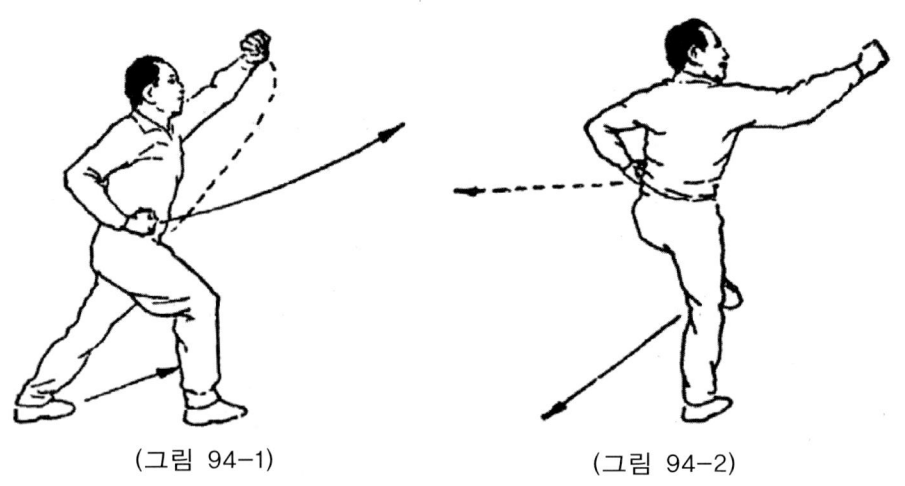

(그림 94-1)　　　　　　　　(그림 94-2)

2. 전신궁보충권(轉身弓步衝拳)
(그림 95)

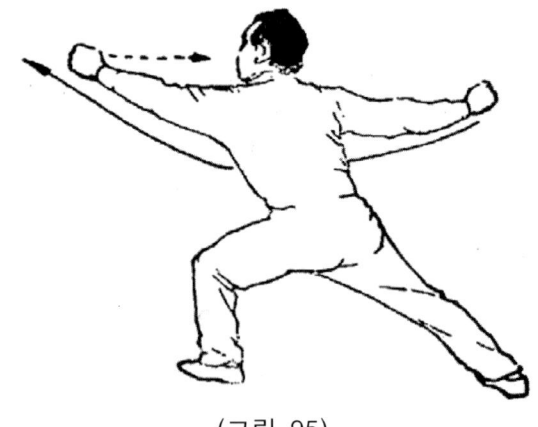

(그림 95)

3. 궁보충권(弓步衝拳)

(그림 96)

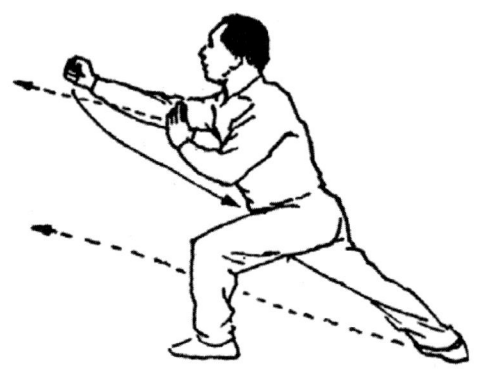

(그림 96)

4. 탄퇴격장(彈腿擊掌)

(그림 97)

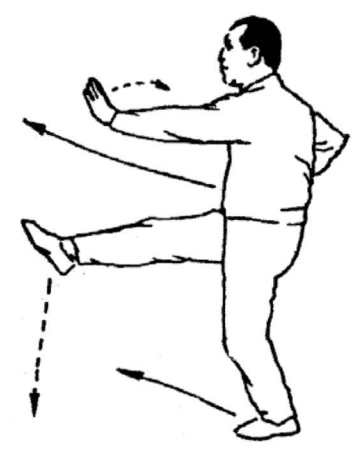

(그림 97)

5. 정보충권(丁步衝拳)

오른발이 앞으로 향하여 보(步)를 내리고, 신체를 좌(左)로 돌리며, 왼발이 오른발로 향하여 보(步)를 가지런히 합하여 좌정보(左丁步)가 된다. 가슴을 "펴며(挺)", 허리를 "가라앉히고(塌)", 충권(衝拳)은 힘이 있어야 한다. (그림 98)

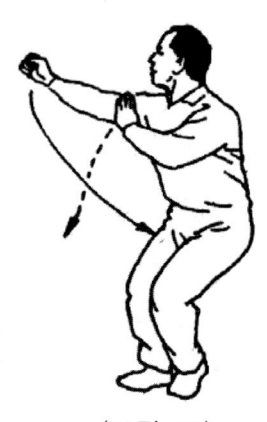

(그림 98)

6. 정보십자수(丁步十字手)

신체를 좌(左)로 돌리며, 우권(右拳)이 장(掌)으로 변하여 아래로 내리고, 양 손이 배 앞에서 교차하여, 왼손이 위에 있고, 눈은 앞쪽 아래 방향을 바라본다. (그림 99-1)

양 손은 교차하며 호형(弧形)으로 위로 향하고, 좌우로 향하여 나누어 들어올리며, 눈은 좌(左) 앞쪽 방향으로 바라본다. (그림 99-2)

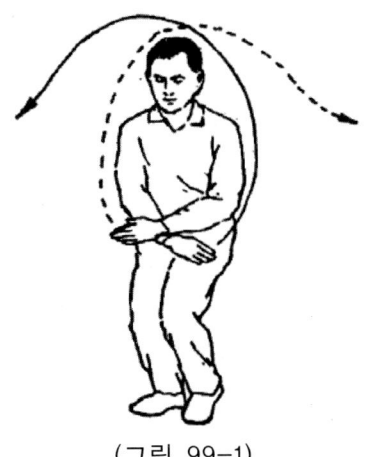

(그림 99-1)

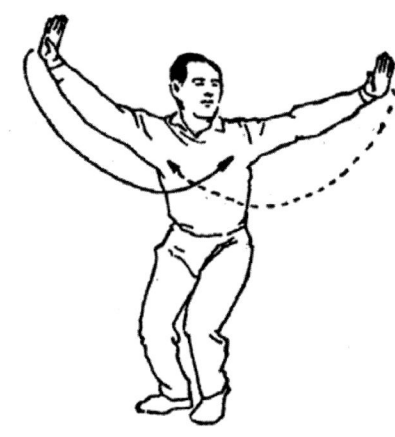

(그림 99-2)

양 손이 좌우 아래 방향으로 향하여 호형(弧形)으로 돌아 움직여서, 양 손이 가슴 앞에서 교차하여, 오른손이 안에 있고, 좌정보(左丁步)가 된다. 눈은 좌(左)로 향하여 바라본다. 양 팔이 호형(弧形)으로 돌아 움직임은 허실이 분명해야 한다. (그림 99-3)

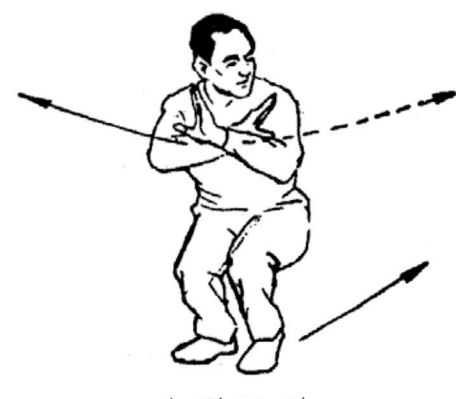

(그림 99-3)

7. 측단(側踹)

　신체를 일으켜 서며, 오른다리가 체중을 지탱하고, 왼다리는 무릎을 굽혀 들어올리며, 즉시 발꿈치를 역점(力點)으로 삼아 좌측으로 향하여 맹렬하게 "걷어차서(踹)", 발끝이 비스듬히 위로 향하고, 다리는 곧게 펴서 샅과 같은 높이이며, 동시에 양 장(掌)은 좌우로 향하여 수평으로 벌리고, 힘은 새끼손가락 측에 도달하며, 팔은 곧게 펴서 어깨와 수평이다. 눈은 좌측으로 바라본다. 지탱하는 다리는 안정되어야 하고, 걷어차는 다리는 힘이 있어야 한다. (그림 100)

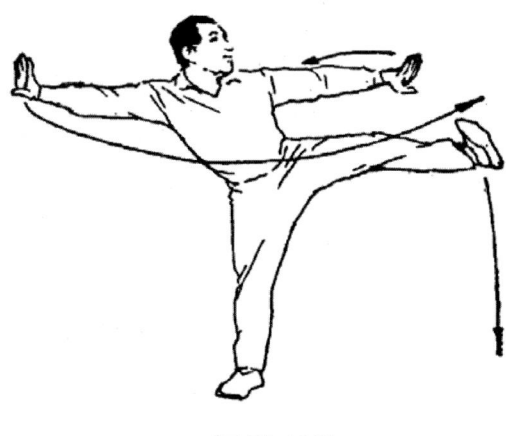

(그림 100)

8. 궁보충권(弓步衝拳)

(그림 101)

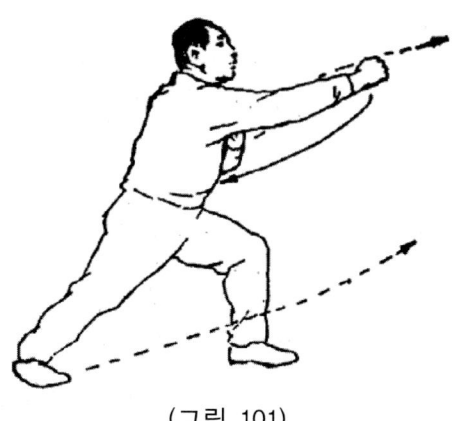

(그림 101)

9. 탄퇴격장(彈腿擊掌)

(그림 102)

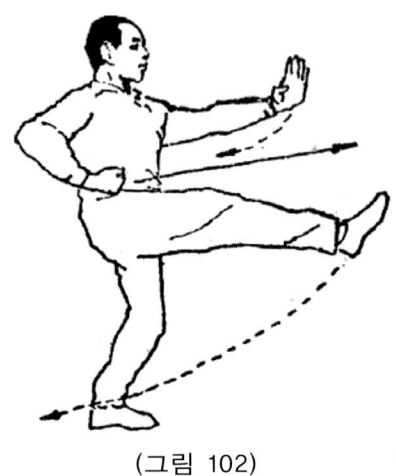

(그림 102)

10. 헐보충권(歇步衝拳)

(그림 103)

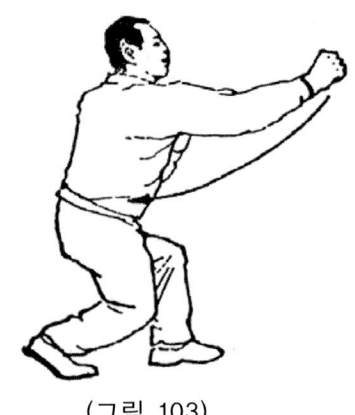

(그림 103)

11. 헐보십자수(歇步十字手)

신체를 좌(左)로 돌리며, 우권(右拳)이 장(掌)으로 변하여 호형(弧形)으로 아래로 내리고, 양 손이 교차하여 배 앞에서 오른손이 밖에 있다. 눈은 앞쪽 아래 방향을 바라본다. (그림 104-1), (그림 104-2), (그림 104-3)

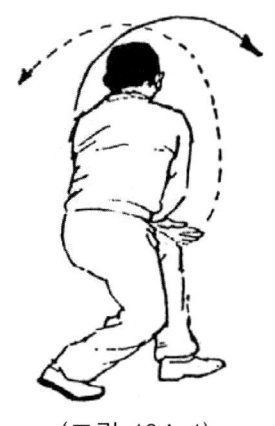

(그림 104-1)

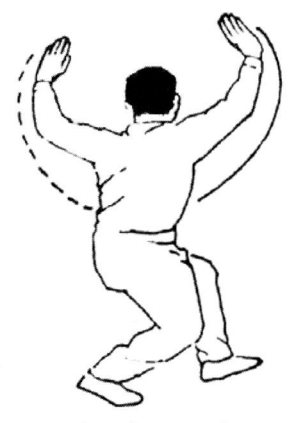

(그림 104-2)

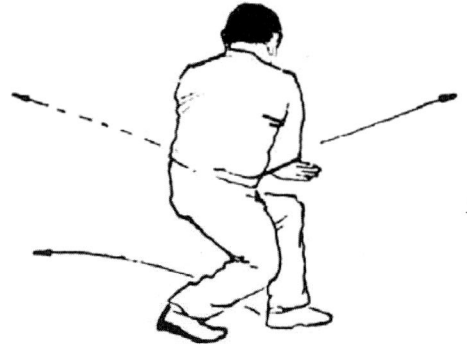

오른손이 안에 있다.

(그림 104-3)

12. 측단(側踹)

(그림 105)

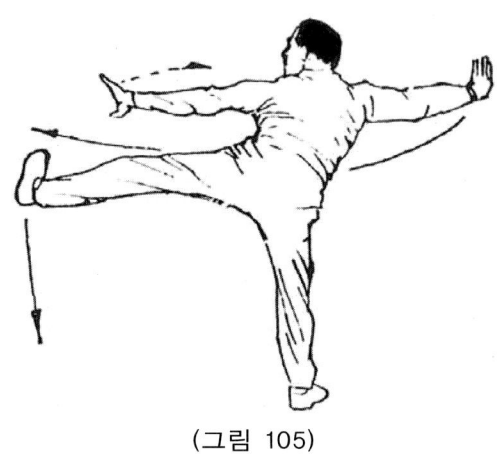

(그림 105)

13. 궁보충권(弓步衝拳)

(그림 106)

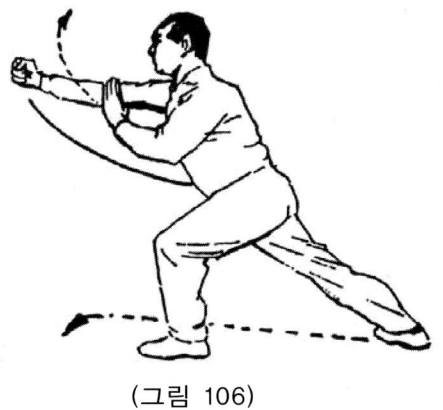

(그림 106)

제9로 가척퇴(架踢腿)

1. 상보제슬개타(上步提膝蓋打)
(그림 107-1), (그림 107-2)

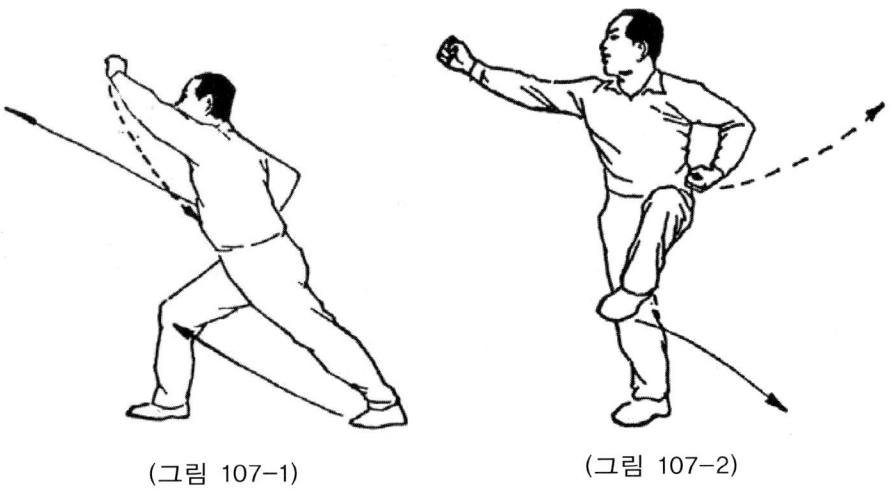

(그림 107-1)　　　　　(그림 107-2)

2. 전신궁보충권(轉身弓步衝拳)
(그림 108)

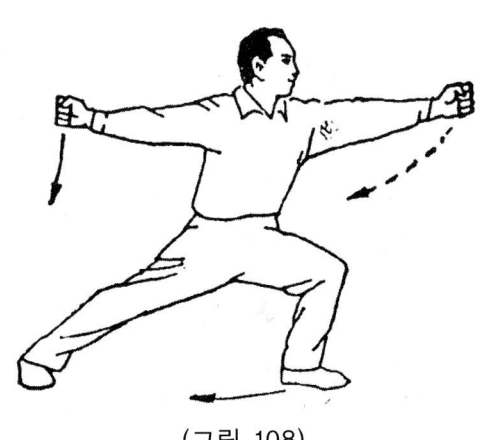

(그림 108)

3. 허보십자수(虛步十字手)

(그림 109-1), (그림 109-2)

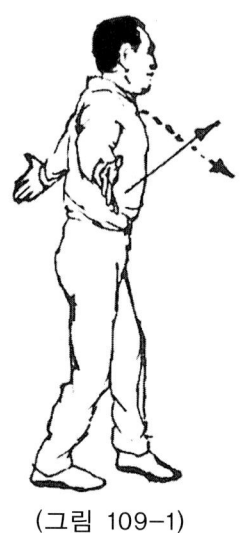

(그림 109-1)

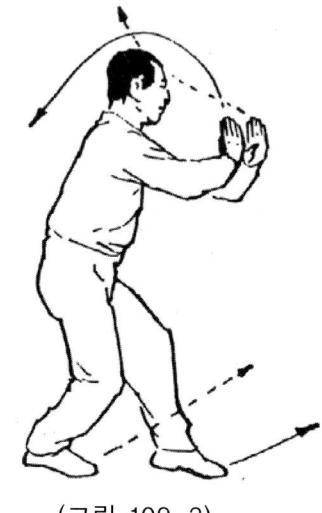

(그림 109-2)

4. 도척(跳踢)

왼발이 좌(左) 앞쪽 방향으로 향하여 반보(半步)를 나가며, 오른다리는 무릎을 굽혀 들어 올리고, 양 손은 앞으로부터 위로 향하다 좌우로 향하여 호형(弧形)으로 나누어 벌린다. 눈은 좌(左) 앞쪽 방향으로 바라본다. (그림 110-1)

왼발이 땅을 박차고, 신체가 공중으로 뛰어오르며, 왼다리

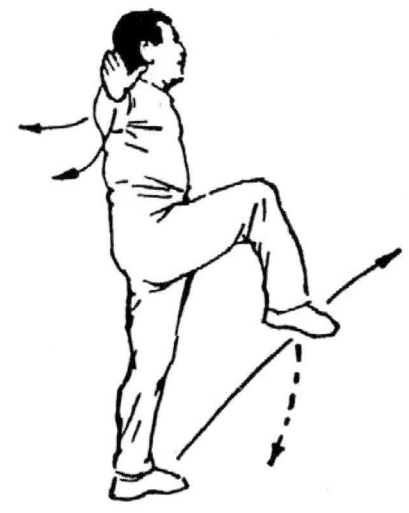

(그림 110-1)

가 좌(左) 앞쪽 위 방향으로 향
하여 튕겨 차서, 힘이 발끝에
도달하고, 발등을 팽팽하게 지
탱하며, 왼다리는 곧게 펴서
허리와 비스듬한 모양을 이루
고, 즉시 오른발을 땅에 내리
며, 오른다리가 체중을 지탱한
다. 동시에 양 손은 구수(勾手)
로 변하여 좌우 뒤쪽으로 향하
여 호형(弧形)으로 비스듬히
들어올리고, 눈은 좌(左) 앞쪽

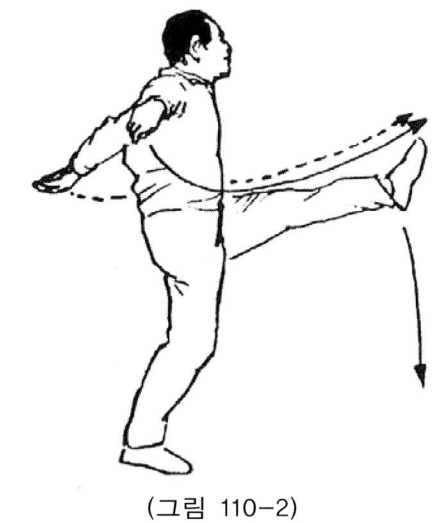

(그림 110-2)

방향으로 향한다. 공중으로 뛰어오르는 동작은 높아야 하고, 튕겨 차는
동작은 힘이 있어야 한다. (그림 110-2)

5. 궁보쌍퇴장(弓步雙推掌)

왼발이 좌(左) 앞쪽 방향
으로 향하여 보를 내려 좌
궁보(左弓步)가 된다. 동시
에 양 손은 허리부위로 거
두어들이고, 즉시 좌(左) 앞
쪽 방향으로 향하여 맹렬
하게 밀어나가서, 손가락
이 위로 향하며, 양 손 사이
는 약 주먹하나의 거리이

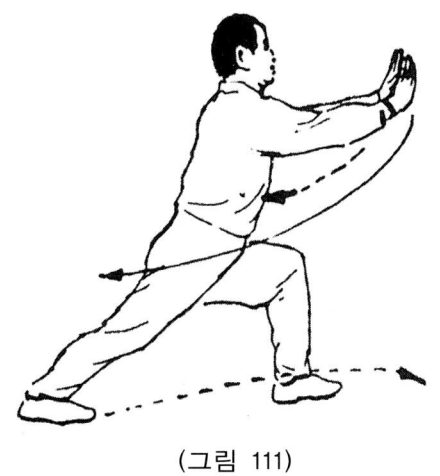

(그림 111)

다, 팔은 곧게 펴서 어깨와 수평이다. 눈은 좌(左) 앞쪽 방향으로 바라본
다. (그림 111)

6. 허보십자수(虛步十字手)

오른발이 땅을 박차고, 중심(重心)을 앞으로 이동하며, 신체를 우(右)로 돌리고, 오른발이 앞으로 반보를 나가서, 발바닥이 땅에 닿는다. 동시에 양 손은 앞으로부터 아래로 향하다 좌우로 향하여 나누어 들어올려, 양 수심(手心)이 앞으로 향하고, 팔과 어깨는 비스듬한 모양을 이룬다. 눈은 우(右) 앞쪽 방향으로 바라본다. (그림 112-1)

양 다리를 굽히고, 우허보(右虛步)가 되며, 동시에 양 손은 아래로부터 위로 향하다 앞으로 향하여 호형(弧形)으로 돌려 가슴 앞으로 들어올려서, 양 손이 교차하여 왼손이 안에 있다. 눈은 우(右) 앞쪽 방향으로 바라본다. (그림 112-2)

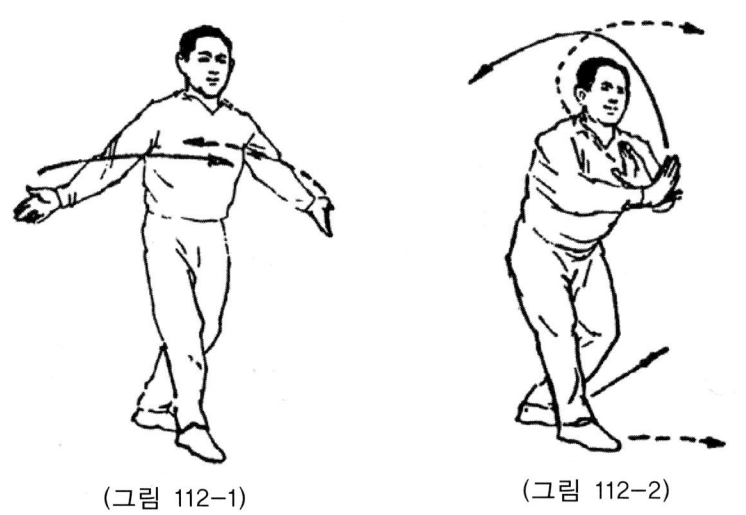

(그림 112-1)　　　(그림 112-2)

7. 도척(跳踢)

(그림 113-1), (그림 113-2)

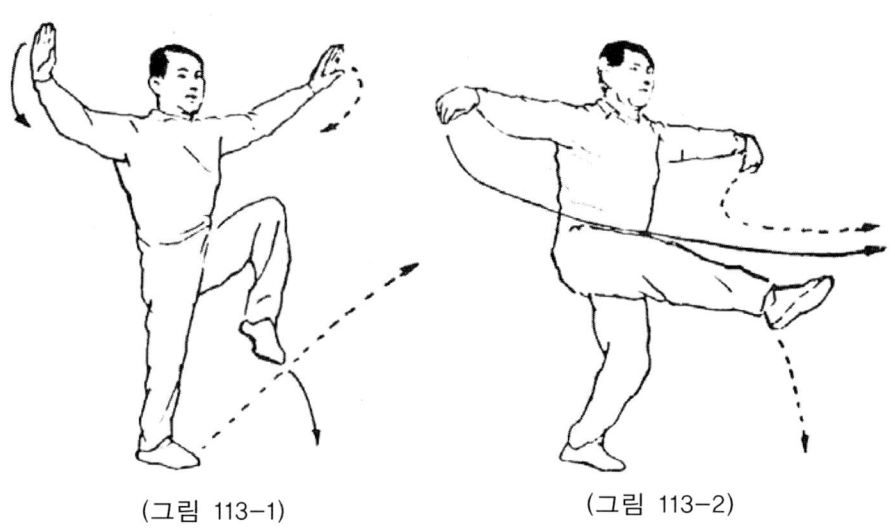

(그림 113-1)　　　　　(그림 113-2)

8. 궁보쌍퇴장(弓步雙推掌)

(그림 114)

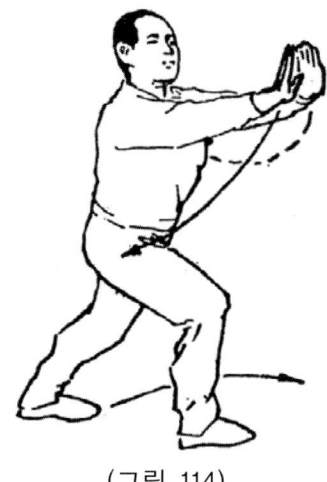

(그림 114)

9. 허보십자수(虛步十字手)

(그림 115-1), (그림 115-2)

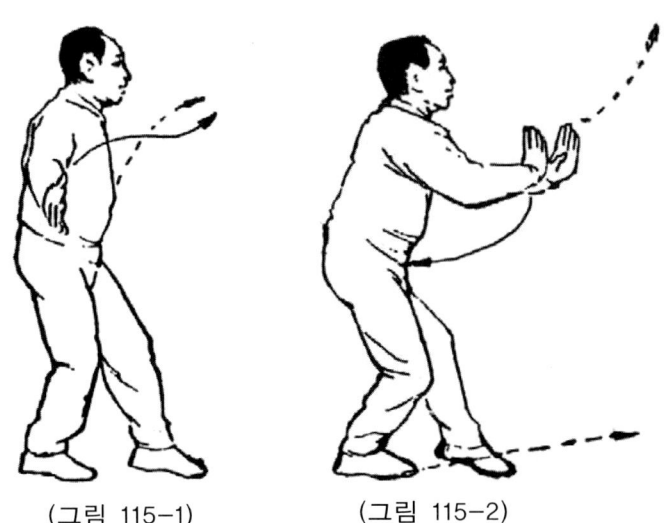

(그림 115-1)　　　(그림 115-2)

제10로 전탄퇴(箭彈腿)

1. 상보제슬개타(上步提膝蓋打)
(그림 116-1), (그림 116-2)

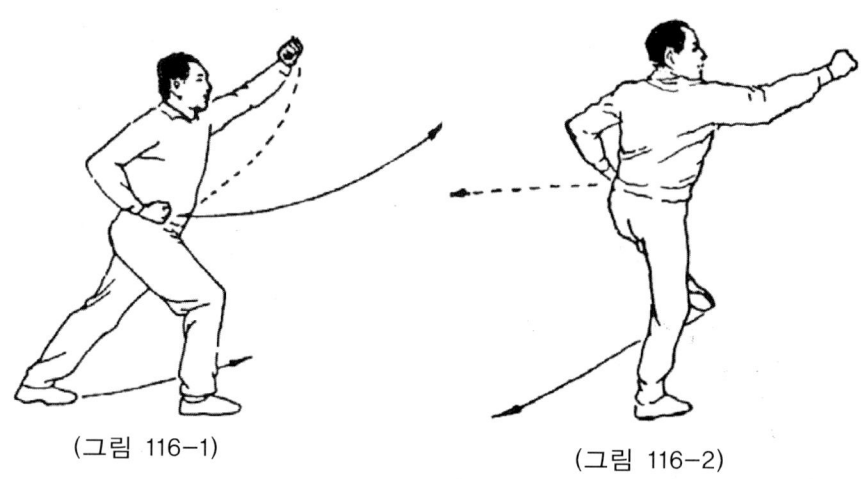

(그림 116-1)　　　　　　　　(그림 116-2)

2. 전신궁보충권(轉身弓步衝拳)
(그림 117)

3. 허보안장(虛步按掌)
왼발이 땅을 박차며 중심(重心)을 뒤로 이동하여 좌허보(左虛步)가 된다. 동시에 좌권(左拳)은 구수(勾手)로 변하여 손가락 끝이 아래로 향하며, 팔은 어깨와 비스듬한 모양을 이루고, 우권(右拳)은 장

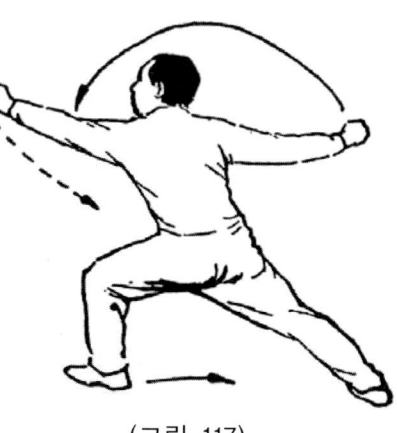

(그림 117)

(掌)으로 변하여 왼팔 팔꿈치 내측에 부축한다. 눈은 앞쪽 아래 방향으로 바라본다.(그림 118)

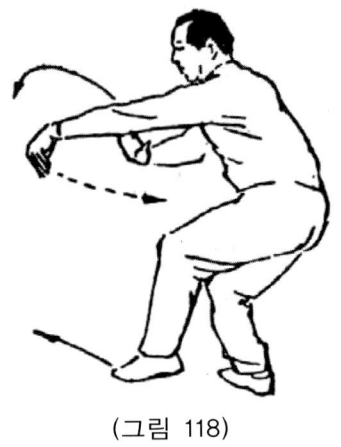

(그림 118)

4. 상보천장(上步穿掌)

왼발이 앞으로 향하여 반보를 나아가며 중심(重心)을 앞으로 이동하고, 양 다리는 굽히며, 오른발 발꿈치를 들어올린다. 동시에 오른손은 새끼손가락 측을 역점(力點)으로 삼아서 위로 향하고 앞으로 향하여 호형(弧形)으로 압박하여, 수심(手心)이 위로 향한다. (그림 119-1)

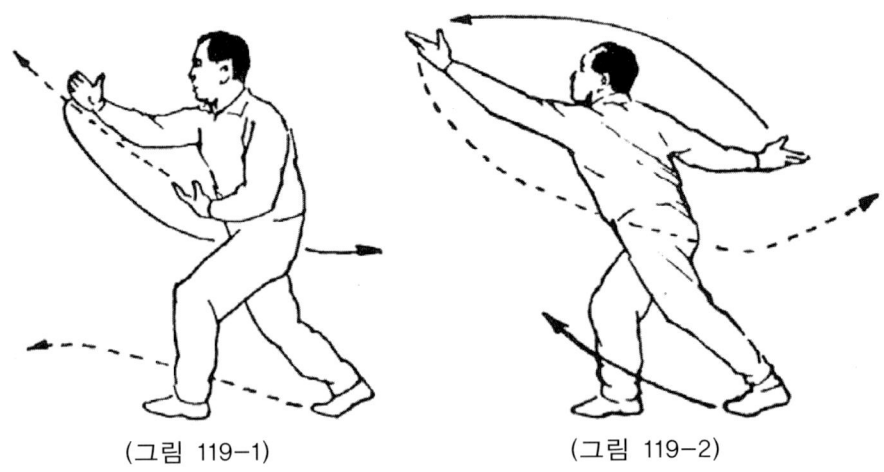

(그림 119-1)   (그림 119-2)

오른발이 앞으로 1보를 나아가고, 오른다리는 무릎을 굽혀 앞으로 구부리며, 왼발 발꿈치를 들어올린다. 동시에 왼손은 오른팔 내측으로부터 앞으로 향하고 위로 향하여 "꿰뚫어(穿)" 올려서, 수심(手心)이 위로 향하며, 왼팔은 곧게 펴서 어깨와 비스듬한 모양을 이루고, 오른손은 앞으로부터 아래로 향하고 뒤로 향해 호형(弧形)으로 돌아 쳐들어 수심(手心)이 위로 향하며, 오른손은 비스듬히 아래로 쳐든다. 보(步)가 나가는 동작은 빨라야 하며, 왼손은 오른손이 아래로 누른 후에 앞으로 향하여 꿰뚫어 나간다. (그림 119-2)

5. 전탄퇴(箭彈腿)

왼발 발바닥이 땅을 박차고, 왼다리는 무릎을 굽혀 들어올린다. 동시에 왼손은 뒤집어 돌리며 수심(手心)이 아래로 향하고 뒤로 향하며 호형(弧形)으로 붙잡아 채어 좌(左) 뒤쪽 방향에 들어올리며, 왼손은 주먹을 쥐어 권안(拳眼)이 위로 향하고, 팔은 비스듬한 모양을 이루며, 오른손은 주먹을 쥐어 뒤로부터 위로 향하고 앞으로 향하여 호형(弧形)으로 휘둘러 후려친다. 눈은 앞으로 바라본다. (그림 120-1)

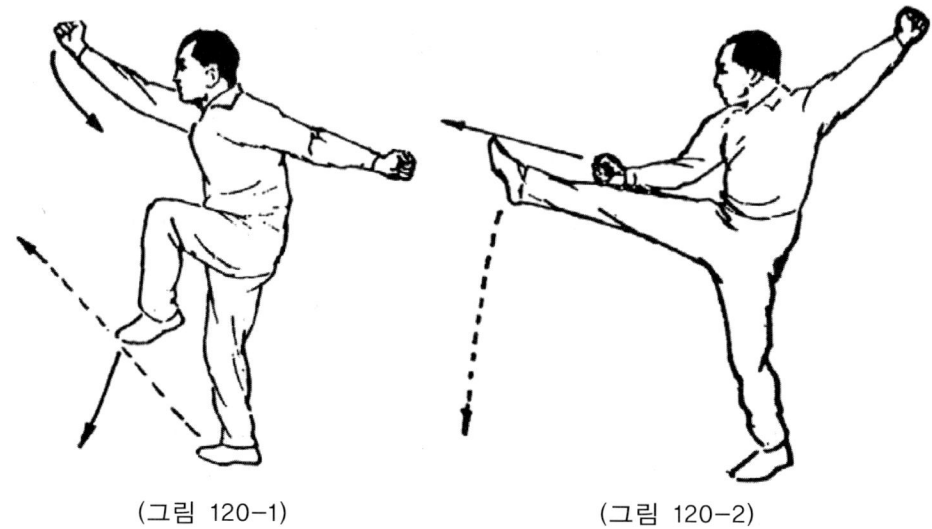

(그림 120-1)　　　　　　(그림 120-2)

오른발이 땅을 박차고, 신체가 공중으로 뛰어오르며, 오른다리는 무릎을 굽혀 들어올리고, 즉시 신속하게 무릎을 곧게 펴며, 오른발이 앞으로 평평하게 차서, 힘이 발끝에 도달하고, 다리는 곧게 펴서 허리와 평평하다. 즉시 왼다리가 내려와서 체중을 지탱한다. 오른 주먹의 손등을 역점(力點)으로 삼아서 아래로 내려쳐 공격하여, 권심(拳心)이 위로 향하고, 높이는 허리와 평평하며, 왼팔은 뒤쪽 위로 들어올리고, 눈은 앞 방향을 바라본다. 뛰어오르는 동작은 높아야 하고, 튕겨 차고 팔을 휘돌리며 주먹은 내려치는 동작은 힘이 있어야 한다. (그림 120-2)

6. 궁보충권(弓步衝拳)
(그림 121)

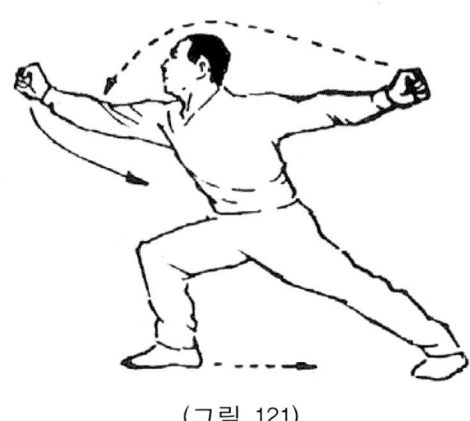

(그림 121)

7. 허보안장(虛步按掌)
(그림 122)

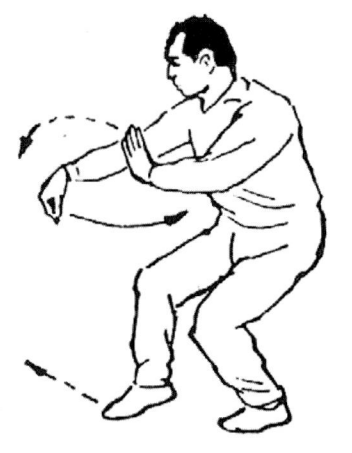

(그림 122)

8. 상보천장(上步穿掌)

(그림 123-1), (그림 123-2)

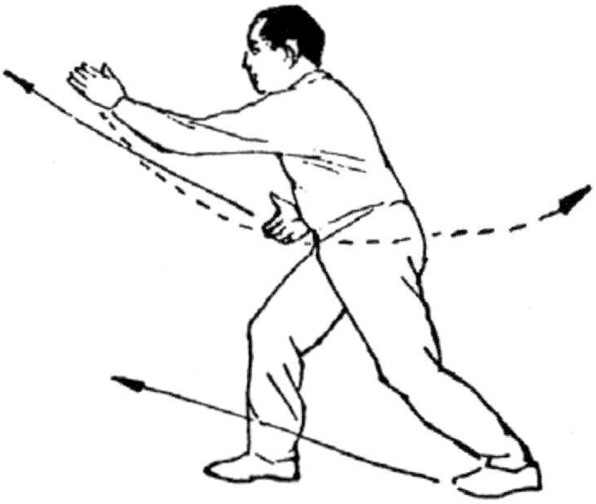

(그림 123-1)

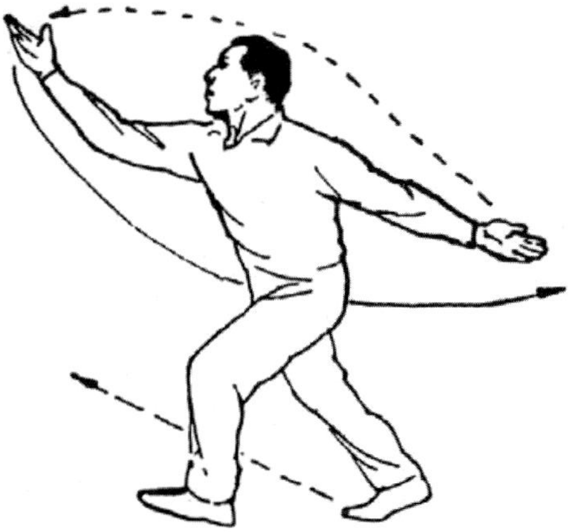

(그림 123-2)

9. 전탄퇴(箭彈腿)

(그림 124-1), (그림 124-2)

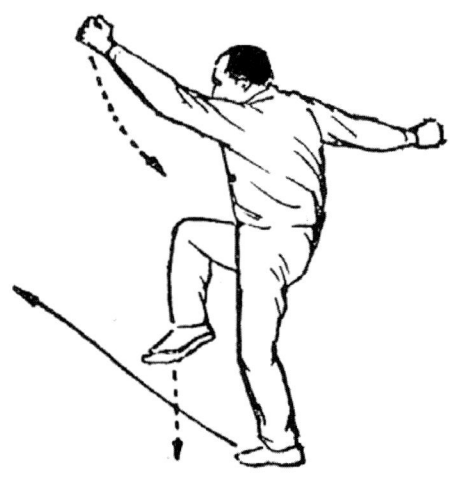

(그림 124-1)

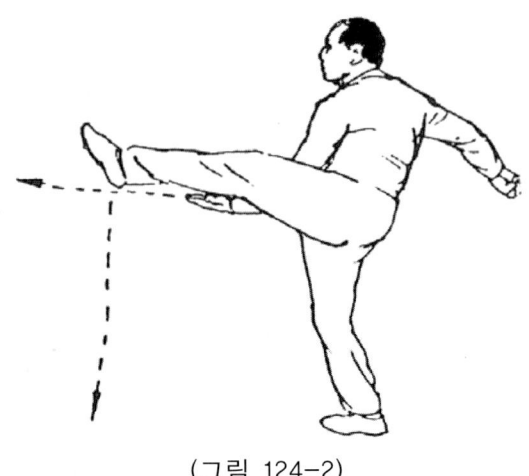

(그림 124-2)

10. 궁보충권(弓步衝拳)

(그림 125)

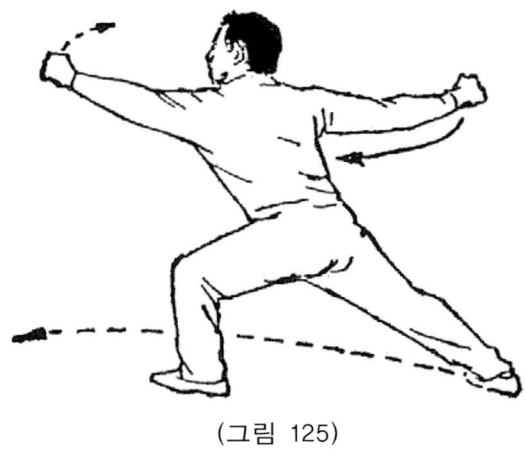

(그림 125)

수세(收勢)

1. 상보제슬개타(上步提膝蓋打)
(그림 126-1), (그림 126-2)

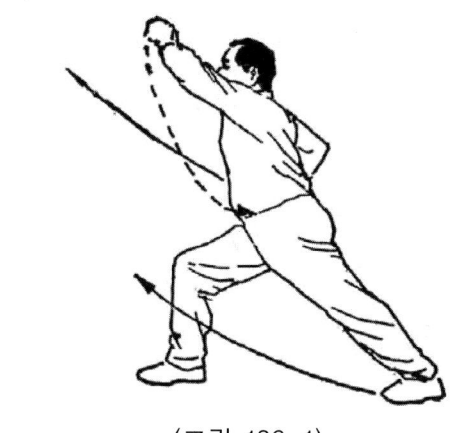

(그림 126-1)

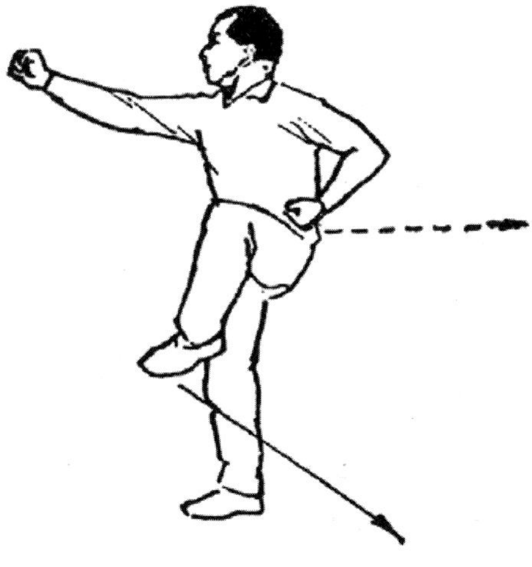

(그림 126-2)

2. 전신궁보충권(轉身弓步衝拳)

(그림 127)

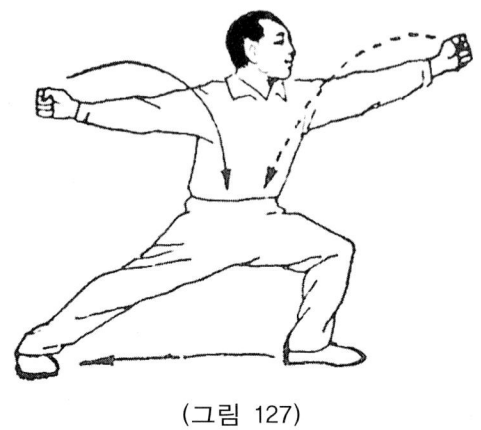

(그림 127)

3. 병보안장(并步按掌)

(그림 128)

4. 병보참립(并步站立)

(그림 129)

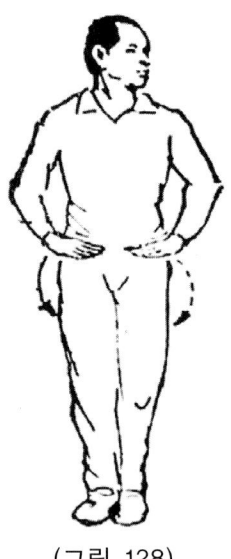
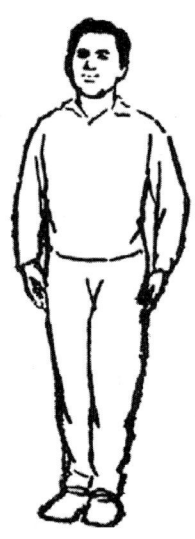

(그림 128)   (그림 129)

노선시의도(路線示意圖)

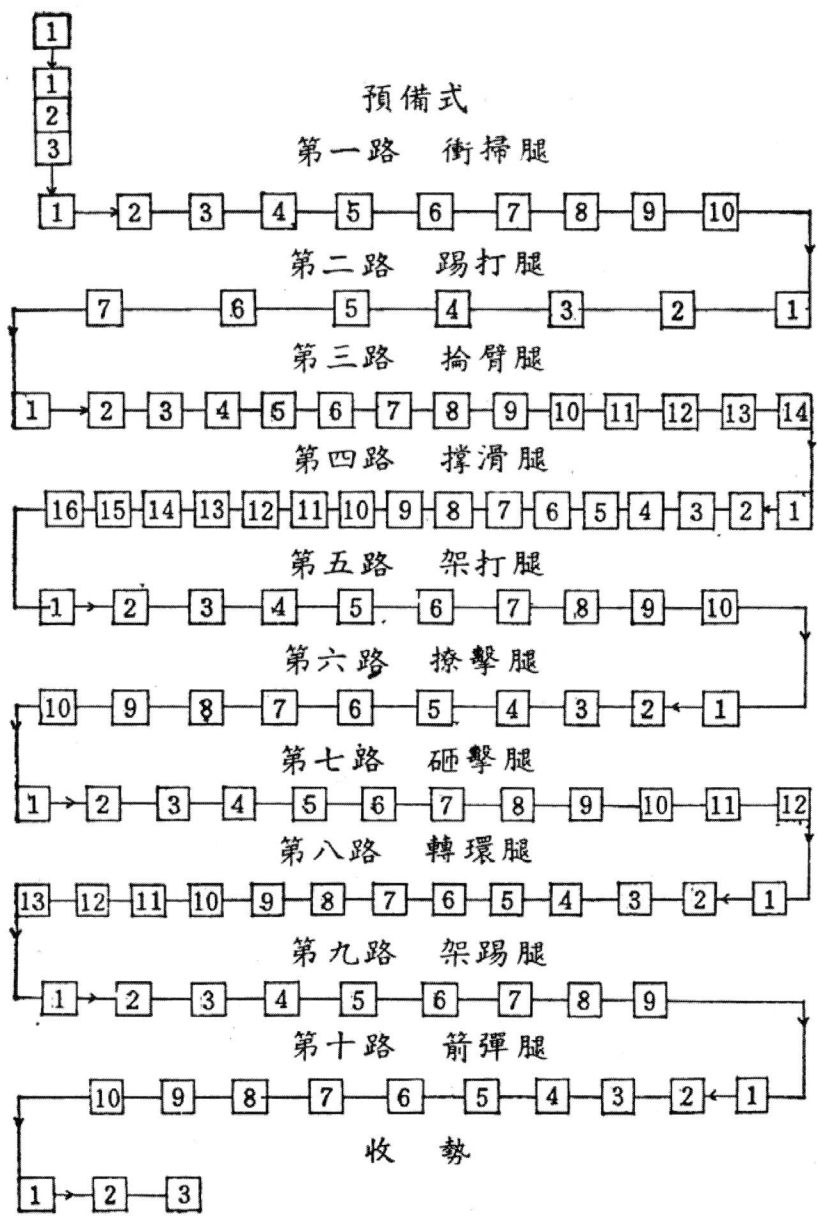

역자후기

　정무문(精武門)은 1910년 상해(上海)에서 곽원갑(霍元甲 : 1868~1910)이 창립하였다고 알려져 있다. 그의 고향인 하북성(河北省) 천진(天津)시 교외에 곽원갑기념관이 근래에 건설되었다고 하여 역자가 방문하였다. 무슨 볼만한 것이 있으리란 기대는 역자도 애초에 하지 않았으나, 그 거대한 규모에는 어이가 없었다. 기념관 정면의 드넓은 광장에는 화강석판재를 깔았는데, 7월의 태양아래 달구어져 숨 막히게 뜨거웠다. 기념관의 본관 내부에는 확대한 사진 등이 전시되었고, 역자가 유일한 관람객이었는데, 도대체 관람객이 올 이유가 없었다. 기념관 내부의 TV에는 이연걸 주연의 정무문 관련 영화들이 방영되고 있었다. 영화 속 곽원갑의 행적은 비장하고 아름다우나, 순전히 허구일 뿐이다.
　곽원갑은 가전(家傳)인 미종권(迷踪拳 : 혹은 秘宗拳 일명 燕靑拳)을 수련하였다. 1909년에 영국의 격투가가 상해에서 중국무술을 얕보는 성명을 발표하여 인심을 격분시키자, 곽원갑이 1910년 봄에 지인의 초청으로 제자 유진성(劉振聲)과 함께 상해로 와서 도전하였고, 영국의 격투가는 슬그머니 도망갔다. 그 후 일본 무도인과 겨루어 이겨서 명성이 났다. 그리하여 진공철(陳公哲) 등의 상해 인사들이 의견을 내어, 이 두 사람의 안정된 생계를 위해 6월에 정무체조학교(精武體操學校)라는 명칭의 무술학교를 열어 학비를 받기로 하였으나, 당시 이 학교는 아무런 설비나 제도도 없었고, 곽원갑(霍元甲)은 1910년 9월에 각혈병(咯血病)으로 죽었다. 당시의 정무체육학교는 겨우 몇 명의 학생이 있었으나, 아무런 조직이나 책임자가 없었다. 그리하여 진공철(陳公哲)이 여혜생(黎惠生) 요섬백(姚蟾伯)과 상의하여 정무체육회(精武體育會)를 창립하여 그 종지(宗旨)를 확정하고 제도를 정비하여 회원을 모집하였으며,

1919년에 정무정신(精武精神)을 발표하여 체계를 이루어 중국 근대의 가장 큰 민간무술교육조직이 되었다. 진공철(陳公哲 : 1890~1961)은 광동 향산(香山) 사람이며, 복단(夏旦)대학을 졸업하였다. 그는 손중산(孫中山 : 孫文)과도 교류가 있었고, 여러 문화계의 인사들과 항상 왕래하면서 영향을 받아, 사상이 진보적이었고, 견식이 높았다. 정무체육회는 진공철 등의 상해 인사들이 주도하였으나, 곽원갑의 애국정신을 기려 여전히 그를 정무문(精武門)의 지주로 삼았고, 중국 각지와 해외에도 정무체육회가 설립되었다.

원래 무(武)는 경시 당하였고, 구시대의 무술인들은 무장(武場)을 열어 제자를 가르쳐 겨우 생계를 유지하거나, 혹은 표사(鏢師)로 떠돌다가, 나이 들면 부잣집이나 상점에 호원(護院 : 경호원)으로 들어갔다. 곽원갑의 부친은 표사(鏢師)였으며, 곽원갑 본인도 표사(鏢師)로 활동한 적이 있다고 전한다. 당시에 무술을 가르쳐서는 아마도 입에 풀칠하기 힘들었을 것이다. 무술인은 배후에 재단이나 재력가의 후원이 없이는 뜻을 펴기 어려웠다. 곽원갑은 무공을 이룬 사람인데, 40대 초의 장년에 각혈병으로 죽었다면, 그의 처지가 곤궁했음을 짐작하겠다. 무가(武家)는 원래 불길(不吉)하였다. 청말(淸末)에 활동한 의화단(義和團)은 백련교(白蓮敎) 계통의 비밀결사로서 외세(外勢)배격운동을 펼쳤는데, 단원(團員)에게 권술을 가르쳤으므로 본래는 의화권(義和拳)이라 불렀고, 경멸하여 권비(拳匪) 혹은 단비(團匪)라고도 하였다. 의화단 사건으로 인해 1900년에 8국연합군이 북경에 진입하는 치욕을 당한 후, 일반적인 중국인들은 무술에 대해 회의적인 편견을 갖게 되었다. 당시 무술 수련자는 대부분이 사회하층민이었으며, 일부 권사(拳師)는 아편흡연상(床)에 기대어 기예를 전수하였다. 중국영화에 흔히 나오는 사자무(獅子舞)는 무술을 수련하여 어느 정도 무공을 갖춘 사람들이 공연하였는데, 이들은 세력을 조직하여 그 지역의 상인들을 갈취하거나 일당을 비호하고 약자를 억누르는 일이 비일비재하여서, 일반인들은 무술에 대해 반감이 있었다.

청말민초(淸末民初)에 민간의 여러 무술단체들이 일시에 생겨나, 많은 무술가와 사회인사들이 참여하였는데, 이것은 구시대의 전통무술이 현대무술로 전환하여 체육화되는 과정의 중요한 역사현상이었고, 경시 당하였던 무술에 대한 인식을 새로이 하는 계기가 되었으며, 원래 농촌의 어느 지역이나 일족(一族) 중에 전수하여 익히던 무술이, 지역이나 가족의 폐쇄적인 한계를 돌파하여 널리 세상에 전하여 대도시에서 조직적으로 보급되어서, 전통무술과 서양체육이 융합한 새로운 전수방식의 현대무술로 발전하였다. 정무체육회의 담퇴는 이러한 경향을 대표하는 선구적인 권술이다. 정무체육회에서 담퇴를 가르치고 책을 펴낸 이후, 담퇴는 중국 각지의 학교에서 권술과목의 기초훈련으로 유행하였고, 중국무술 입문의 필수과정이 되었다.

원래 담퇴(潭腿)는 중국 북파(北派) 무술 중의 큰 문파이자 중요한 기본공이었다. 곽원갑이 정무체육회에 담퇴를 전수했다고 볼 수는 없고, 아마도 정무체육회의 인사들이 엄선하여 무술입문의 기본공으로 채택하였을 것이다. 담퇴의 동작은 간단하고 배우기 쉬우며 실용적이다. 담퇴의 자세는 활짝 펼쳐서 근골을 발달시켜 굳세게 하고, 담퇴수련은 체력과 인내력 그리고 민첩성과 신체의 협조능력을 배양한다. 담퇴가 표면적으로는 극히 간단하고 쉬우나, 사실은 각종 권법의 정화를 망라하여 연결하여 이루어졌다. 권법의 기초를 연습할 수 있고, 또한 이로써 뛰어난 무공을 얻을 수 있다. 일생동안 이 담퇴만을 천착하며 보급하는 무술가도 꽤 있다.

담퇴수련은 느리다가 빨라지고, 점차 힘을 들이며, 동작이 과도하게 맹렬함을 극력 삼간다. 사지가 힘을 발휘함은 반드시 허리힘에 의거하여 운행해야 효력이 있다. 담퇴 12로의 동작이 비록 각기 다르나, 모두 허리 척주 각 부위에 특히 주의하여서, 일거일동 모두 여기에 힘을 들여야만 기세를 이룰 수 있다. 수련을 마친 후, 자연스럽게 산보하며 신체 각 관절을 이완시켜 활동하고, 팔다리를 들거나 떨쳐 흔들고, 몸을 앞뒤로 굽히거나 돌려서 피로를 회복한다.

권술수련은 열심히만 한다고 되는 것이 아니고, 또한 반드시 두뇌를 써야 하며, 자신이 지혜롭게 궁리하여서, 스스로 찾아내고 이루어 내어야 한다. 권술은 몸보다는 오히려 마음의 지혜로써 수련하며, 동작이나 자세마다 정신을 운용하여 집중해야 한다.

2011년 김태덕 올림

담토

2012년 5월 15일 인쇄
2012년 5월 20일 발행

저자 **조연화**
번역 **김태덕**

발행처 | 두무곡 출판사

주소 | 서울시 종로구 청운동 53-5
전화 | 02-723-3327
FAX | 02-723-6220
등록번호 | 제 1-3158호

인쇄처 | (주)도서출판 서예문인화

주소 | 서울시 종로구 내자동 167-2
전화 | (02)738-9885
홈페이지 | www.makebook.net
값 10,000원

ISBN 978-89-956935-7-5 13690

잘못 만들어진 책은 바꾸어 드립니다.
본 책의 그림 및 내용을 무단으로 복사 또는
복제할 경우에는 저작권법의 제재를 받습니다.